生物医学信息基础课系列教材

医用生物信息学理论与实践

主　编　李　林
副主编　李冬果　华　琳
编　者　高　磊　夏　翃
　　　　郑卫英　郑文新

科学出版社
北　京

内 容 简 介

本书是面向医学研究生和本科生的一本生物信息学入门级读物. 全书编写力求通俗易懂、图文并茂,突出实用特色. 内容包含序列比对、基因芯片数据分析、基因注释与功能分析、SNP 数据分析与相关数据库、蛋白质组学数据分析、非编码 RNA 与复杂疾病、生物分子网络等.

本书要求读者具备医科本科的数学、计算机及生物化学基础知识. 本书可以作为基础医学、临床医学、预防医学、医学相关学科研究生或高年级本科生生物信息学课程教材,也可供医学或其他相关学科科技人员参考.

图书在版编目(CIP)数据

医用生物信息学理论与实践 / 李林主编. —北京:科学出版社,2019.4
生物医学信息基础课系列教材
ISBN 978-7-03-058555-4

Ⅰ. ①医… Ⅱ. ①李… Ⅲ. ①医学-生物信息论-医学院校-教材
Ⅳ. ①R318.04

中国版本图书馆 CIP 数据核字(2018)第 191850 号

责任编辑:张中兴 梁 清 张 晨 / 责任校对:杨聪敏
责任印制:张 伟 / 封面设计:迷底书装

科 学 出 版 社 出版
北京东黄城根北街 16 号
邮政编码:100717
http://www.sciencep.com
北京中科印刷有限公司 印刷
科学出版社发行 各地新华书店经销
*
2019 年 4 月第 一 版 开本:720×1000 B5
2019 年 8 月第二次印刷 印张:11 1/4
字数:227 000
定价:59.00 元
(如有印装质量问题,我社负责调换)

前　言

　　生物信息学的研究对象是大规模的生物医学大分子数据. 该学科起源于基因组计划的开展而产生的人类 DNA 序列图谱，其得以发展依赖于新的高通量分子生物技术的出现和大量组学数据的产生. 新一代测序技术、新型质谱技术在基因序列、蛋白质组信息、功能组学信息的不断延伸与推进，产生了真正意义上的生物医学大数据. 对这些生物医学大数据的进一步研究与开发必将对生物医学问题的研究产生深远影响.

　　随着生命科学、医学科学的飞速发展，人类进入了探索生命奥秘的新时代. 科学家致力于从分子层面探索疾病成因与发展的分子机制. 当前精准医学和转化医学已成为生物医学研究所关注的焦点. 人类重大复杂疾病的分子生物医药数据，包括基因组、转录组、变异组、蛋白质组、代谢组、转录调控、蛋白质互作、病原生物全基因序列、临床病例资源、药物生物学活性、药物毒性、药物代谢动力学数据等大规模组学数据已经成为疾病和生命科学研究的核心资源. 医学相关学科的研究也逐渐涉及生物信息学的相关内容与技术. 例如，在生物力学研究中过去更多的是探索力与组织、细胞的形态间的相互作用. 当前的生物力学研究者不满足于此，为了揭示力相关疾病(如青光眼)，开始着手在蛋白质水平、基因水平上开展研究，因而必将借助于基因组、蛋白质组学的相关技术探索这些疾病的致病机制，以及临床中采用与力相关的处置后，探究在分子层面、细胞层面发生的变化及其与力的关联程度.

　　八年前，首都医科大学面向研究生开设了"生物信息技术概论"课程，面向本科生开设了"医学生物信息学"课程，然而在教学实践中一直没有发现一本较为合适的教材. 因此，在对多年授课经验与授课讲义和多媒体课件进行整理的基础上编写这本教材成为初衷. 同时，首都医科大学生物信息学研究团队十多年来一直活跃在生物信息教学和科研一线，使我们集全体人员智慧，融合经典生物信息学知识与技术、生物信息学新的进展编写一本针对性强的教材成为可能.

　　本书的目的是使医学本科生、研究生了解生物信息学的基础理论、生物信息学数据库、生物信息学常用算法及软件实现，熟悉生物信息学主要分支和使用生物信息学技术分析生物医学问题的一般方法. 以期使读者能够根据生物分子在基因表达调控中的作用，通过研究生物结构与功能相关的信息，加深对人类疾病的认识、改进对疾病的诊断与治疗方式.

全书分 7 章，第 1 章介绍生物信息学中最重要的基础工作之一，即序列比对，简要介绍序列比对的算法、BLAST 数据库的使用方法以及几种主流的多序列比对软件的使用. 第 2 章是基因芯片数据分析，主要介绍基因芯片数据预处理、聚类与分类分析方法及常用分析软件. 第 3 章是基因注释与功能分析，主要介绍两个常用数据库，即基因本体数据库和京都基因与基因组百科全书数据库，以及富集分析的主要内容. 第 4 章是 SNP 数据分析与相关数据库，主要介绍单核苷酸多态数据分析方法，如关联分析、互作分析等，同时介绍相关的数据库，如 dbSNP 数据库、dbGaP 数据库等. 第 5 章是蛋白质组学数据分析，介绍蛋白质组学的基本内容及数据分析方法，如蛋白质注释及功能预测，蛋白质相互作用网络构建及网络分析，也介绍了相关数据库的使用方法. 第 6 章是非编码 RNA 与复杂疾病，介绍复杂疾病中的非编码 RNA 调控分析的生物信息学方法. 第 7 章是生物分子网络.

本书是面向医学研究生和本科生专门编写的一本生物信息学入门级读物. 因此适合基础医学、临床医学及生物医学工程等医学相关学科的硕士、博士研究生及高年级本科生. 本书要求读者具备医科本科的数学、计算机及生物化学基础知识. 为了便于读者学习，我们力求使本书内容通俗易懂，做到图文并茂，同时也大幅度删减了烦琐的数学公式，为了让读者更清楚看到高清数据图表，本书在相应位置配备二维码，读者可以扫码观看细节图. 本书也可供医学或其他相关学科科技人员参考.

本书编写的初始动力来自于首都医科大学生物医学工程学科带头人刘志成教授和生物医学工程学院相关领导，在编写过程中得到了生物医学工程学院领导的不断鼓励和大力支持，在此，我们对他们表示深深的敬意和由衷的感谢. 同时也感谢对首都医科大学生物信息类课程建设和学科建设给予支持和帮助的人士，并向参与讨论的研究生们表示感谢.

生物信息学学科的特点之一是新进展层出不穷. 随着生物技术发展日新月异，生物信息学的方法与技术也高速发展. 由于编者水平和所涉猎范围的局限，书中肯定存在不足之处，希冀得到专家、同行和读者的批评指正，以使本书不断完善.

编 者

2018 年 1 月

目　　录

第1章 序列比对

序列比对(sequence alignment)的主要思想就是运用特定的算法找出两个或多个序列间产生最大相似性得分的空格插入和序列排列方案，对发现生物序列中有关功能、结构和进化信息有重要意义. 根据比对序列的个数，序列比对可分为双序列比对(pairwise sequence alignment)和多序列比对(multiple sequence alignment)；根据比对是着眼于全局还是局部，序列比对可分为全局比对(global alignment)和局部比对(local alignment). 本章简要介绍序列比对的算法，详细介绍 National Center for Biotechnology Information(NCBI)网站提供的 BLAST 数据库搜索的使用方法，以及几种主流的多序列比对软件的使用.

1.1 序列比对简介

序列比对是生物信息学中一项重要的基础工作. 一段 DNA 或蛋白质序列包含什么信息，以及和其他序列间存在什么关系，是研究人员遇到的首要问题.

序列比对运用特定算法找出两个或多个序列间产生最大相似性得分的空格插入和序列排列方案，对于发现生物大分子序列(如 DNA 或蛋白质等)中有关功能结构和进化的信息具有非常重要的意义. 在序列比对中，多序列比对可以发掘多个序列中的相似性信息，当两个序列不能很好地比对时，通过引入更多的序列，可有效地使两个难以直接比对的序列合理地关联起来.

1.1.1 同源、相似和距离

同源(homology)、相似(similarity)和距离(distance)的概念是序列比对和分析的基础. 同源是指两个序列享有一个共同的进化上的祖先. 同源是个定性的概念，没有度的差异. 与同源相关的两个概念是相似和距离，相似和距离是基于对序列中字符的精确比较，定量描述多个序列相似程度的度量. 相似性可以定量地定义为两个序列的函数，依据两个序列对应位置上相同字符的个数确定序列函数的值，值越大两个序列越相似. 距离也可以定量地定义为两个序列的函数，依据两个序列对应位置上差异字符的个数确定距离函数的值，值越小序列越相似. 例如，两条序列 a: ATTCGAGC，b: ATGCGATC. 编辑距离时一般用汉明距离(Hamming distance)表示，对于两条长度相等的序列，它们的汉明距离等于对应位置不同字符的个数，则 a、b 两序列的汉明距离为 2. 度量相似性时按照匹配计 1 分，不匹配计 0 分的计分规则, 相似性计分为 6.

在基因组测序中, 同源性根据数据库搜索和序列比较确定. 同源分为垂直同源(ortholog DUS)和水平同源(paralog DUS), 垂直同源序列是指在种系形成过程中起源于一个共同祖先的不同种系中的 DNA 或蛋白质序列, 水平同源序列是由序列复制事件产生的同源序列. 一般假定, 同源序列具有相同的功能, 但垂直同源和水平同源的基因功能未必总相同.

在基因组分析中有时同源和相似的关系很难确定. 一方面, 同源序列的相似性可以很低, 对于一个基因或蛋白质, 进化可以产生物种间高度差异的碱基或氨基酸序列, 但同时保持 DNA 序列、RNA 序列和蛋白质序列二级和三级结构的保守性; 另一方面, 非同源序列的相似性也可以很高, 趋同进化可以产生物种间高度类似的碱基或氨基酸序列, 它们对应于相同或相似的功能. 再者, 由于氨基酸编码的冗余性, 差异相当大的 DNA 序列也可产生差异相当小的蛋白质序列, 这也是一种与同源无关的相似.

1.1.2 序列比对的作用

通过序列比对, 可以确定一个蛋白质或核酸序列有哪些垂直同源序列或水平同源序列; 确定哪些蛋白质或基因在特定的物种中出现; 发现新基因; 确定一个基因或蛋白质的变种; 寻找对于一个蛋白质的功能和结构起关键作用的片段. 多序列比对还有更广泛的应用, 例如, 获得共性序列、序列测序、突变分析、种系分析、保守区段分析、基因和蛋白质功能分析等.

1.1.3 序列比对算法简介

用计算机进行序列比对, 就是要找出两个序列的最长公共子序列, 从而定量描述两个序列的最高相似度. 如对两条核酸序列 a: ATTCAGTCAGTA , b: ATTAGTCACGTA 进行如下比对.

从上面两个比对可以看出, 如果直接进行比对, 公共序列只有 6bps, 如果在合适的位置插入空格, 那么得到的公共序列有 11bps, 然而这只是两条 12bps 长的核酸序列, 如果比对的序列长度增加, 复杂性增加, 那么找到最优的空格插入以及排列方式就会是一件非常复杂的问题, 所以要借助合适的算法快速找到最优比对. 对于字符的插入或缺失产生的失配, 可以通过引入空格使得原本可以对齐的字符对齐, 但是对于替换引起的失配则需要考虑不同替换的意义, 在序列比对中对于这类失配如何合理而精确地计分, 就要考虑替换的各种情况, 对于蛋白质序

列还要考虑到氨基酸的不同理化性质，这就是所谓的计分矩阵. 下面简要介绍计分矩阵及其比对算法.

1. DNA 序列比对的替换计分矩阵

对于 DNA 和 RNA 序列，适用于 4 种碱基和 6 种彼此间替换关系的计分规则可用简单的替换计分矩阵(substitution matrix)来描述. 常用的 DNA 序列比对的替换计分矩阵有以下几种.

(1) 等价矩阵(unitary matrix)，是最简单的替换计分矩阵，其中，相同核苷酸间的匹配计 1 分，不同核苷酸间的替换计 0 分，如图 1-1A 所示，由于不含有碱基的任何理化信息和不区别对待不同的替换，所以在实际的序列比对中较少应用.

(2) 转换-颠换矩阵(transition-transversion matrix)，核酸的碱基按照环的结构特征分为双环的嘌呤(A、G)和单环的嘧啶(C、T)，环数不变的替换称为转换，如 $A \to G, C \to T$，环数发生变化的称为颠换，如 $A \to C, A \to T$ 等. 在实际进化过程中，转换发生的频率远比颠换高，如图 1-1B 所示的转换-颠换矩阵中，转换计−1 分，颠换计−5 分，反映了这种实际情况.

(3) BLAST 矩阵(BLAST matrix)，经过大量的实际比对发现，如果令被比对的两个核苷酸相同时计分为+5，不同时计分为−4，比对效果较好，如图 1-1C 所示，这个矩阵广泛应用于 DNA 序列比对，称为 BLAST 矩阵.

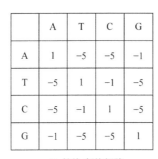

	A	T	C	G
A	1	0	0	0
T	0	1	0	0
C	0	0	1	0
G	0	0	0	1

A. DNA等价矩阵

	A	T	C	G
A	1	−5	−5	−1
T	−5	1	−1	−5
C	−5	−1	1	−5
G	−1	−5	−5	1

B. 转换-颠换矩阵

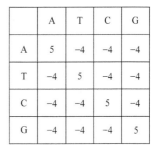

	A	T	C	G
A	5	−4	−4	−4
T	−4	5	−4	−4
C	−4	−4	5	−4
G	−4	−4	−4	5

C. BLAST矩阵

图 1-1 核苷酸转换矩阵

2. 蛋白质序列比对的替换计分矩阵

蛋白质序列由 20 种氨基酸构成，不同的氨基酸有不同的理化性质，会影响它们在进化过程中的相互替换性，如体积的差异、与水的亲和性等都会影响替换的概率. 因此，简单的计分系统是不够的，必须使用能够反映氨基酸的相互替换性的计分系统，常用的如：①等价矩阵，最简单的计分矩阵，相同的氨基酸计 1 分，不同的氨基酸计 0 分. ②遗传密码矩阵(genetic code matrix, GCM)，通过计算一个氨基酸转变为另一个氨基酸所需的密码子变化的数目而得到，矩阵元素的值对应于代价. 如变化一个碱基就可以使一个氨基酸的密码子变化成另一个氨基酸的密码子，则这两个氨基酸的替换代价为 1，如需要两个碱基的改变，则替换代价为 2. 遗传密码矩阵常用于进化距离的计算，其计算结果可以直接用于绘制进化树，但在蛋白质序列比对，尤其是相似程度很低的蛋白质间的比对很少使用. ③疏水性矩阵(hydrophobic matrix)，在相关蛋白质之间，某些氨基酸可以很容易相互取代而不改变它们的生理生化性质,根据 20 种氨基酸侧链基团疏水性的不同及氨基酸替换前后理化性质变化的大小，制定了以氨基酸疏水性为标准的疏水性矩阵. 若一次氨基酸替换后疏水特性不发生大的变化，则这种替换得分高，反之得分低，适用于偏重蛋白质功能方面的序列比对. ④PAM 矩阵(point accepted mutation scoring matrix)，对于氨基酸之间的替换，对实际替换率的直接统计也可以导出合理的计分方法. Dayhoff 等研究了 34 个蛋白质家族，包括高度保守的和高度易突变的，根据对其氨基酸之间相互替换频率的统计得到了 PAM 矩阵，即可接受突变点和可接受突变百分比矩阵，该矩阵基于氨基酸进化的点突变模型，即如果两种氨基酸替换频繁，说明自然界易接受这种替换，那么这对氨基酸替换得分就应该高. PAM 矩阵是目前蛋白质序列比对中最广泛使用的计分方法之一. ⑤ BLOSUM 矩阵(block substitution matrix)，由 Henikoff 首先提出的另一种氨基酸替换计分方法，也是通过统计相似蛋白质序列的替换率而得到的. PAM 矩阵是从蛋白质序列的全局比对结果推导出来的，而 BLOSUM 矩阵是从蛋白质序列块(短序列)的比对推导出来的. 基本数据来源于 BLOCKS 数据库，其中包括了局部多重比对，虽然没有使用进化模型，但优点在于可以通过直接的观察而不是通过外推获得数据. PAM 矩阵和 BLOSUM 矩阵都有许多不同的编号，这里的编号是指序列可能相同的最高水平，并且同模型保持独立性. 对于 PAM-n 矩阵，n 越小表示氨基酸变异的可能性越小，高相似序列间的比对应该选用 n 值小的矩阵，低相似序列间的比对应该选用 n 值大的矩阵；对于 BLOSUM-n 矩阵，n 越小则表示氨基酸相似的可能性越小，高相似序列间的比对应该选用 n 值大的矩阵，低相似序列间的比对应该选用 n 值小的矩阵.

3. 比对算法

用算法实现的两个序列的比对，就是找出两个序列最长的公共子序列，反映两个序列的最高相似度. 然而找出最长的共同子序列并不是一件容易的事. 动态规划(dynamic programming)算法是一种多阶段决策过程，通过将复杂问题分解为简单子问题进行求解的方法，通过动态规划算法可以实现序列间的比对. 动态规划的算法应用于生物信息源于 1970 年，首先由 S.Needleman 和 C.Wunsch 两人将其应用于两条序列的全局比对，称为 Needleman-Wunsch 算法，后来 T.Smith 和 M.Waterman 两人于 1981 年对双序列的局部比对进行了研究，产生了 Smith-Waterman 算法.

基于动态规划算法可以实现双序列的全局比对、双序列的局部比对、多序列的全局比对以及多序列的局部比对. 对于多序列比对，由于动态规划方法的时间和空间的复杂性太高，人们发展了该算法的多种变体：①渐进多序列比对，首先使用动态规划算法构造全部 k 个序列的 $\binom{k}{2}$ 个配对比对，然后以计分最高的配对比对作为多序列比对的种子，按计分高低依次选择序列，逐渐向已构造的多序列比对中加入序列，形成一个树状结构的多序列比对结果. ②迭代法，在渐进多序列比对中，一个序列一经加入构造的比对结果，其配对比对便不再重新处理，对在比对中发现的错误或不适当的计分没有机会进行更正，这提高了比对的运行效率，但牺牲了准确性. 迭代法克服了渐进法中的不足，其基本过程是先用渐进多序列比对产生一个初始结果，再对序列的不同子集进行反复比对，并利用这些结果重新进行多序列比对，目标是改进多序列比对的总积分值. 迭代法常使用随机搜索，或者通过对比对结果重排来寻找更优的解，迭代持续直到比对计分值不再提高. ③基于一致性的方法，渐进多序列比对的基本方法是先产生全部的配对比对，然后根据配对比对的计分高低逐渐构造多序列比对. 基于一致性的方法则采用了另一种利用序列信息的方式，对每对序列中的每对字符计算如上的似然率. 根据基准测试数据的研究，基于一致性方法的多序列比对产生的结果常比渐进多序列比对产生的结果更加准确.

全局比对的共同特征是假定序列中所有对应的字符可以匹配，所有字符具有同等的重要性，空格的插入是为了使整个序列得到比对，包括使两端对齐，因此，更适合于比对高度相似且长度相当的序列. 局部比对不假定整个序列可以匹配，重在考虑序列中能够高度匹配的一个区段，可赋予该区段更大的计分权值，空格的插入是为了使高度匹配的区段得到更好的比对.

1.2 数据库搜索 BLAST

在分子生物学研究中，通过数据库搜索可以找出与新测定的碱基序列或氨基酸序列相似的序列，以推测未知序列是否与已知序列同源，具有哪些功能，属于哪个基因家族等信息. BLAST 是最常用的数据库搜索程序，本节介绍 BLAST 的功能及应用.

1.2.1　BLAST 简介

　　BLAST 是目前最常用的数据库搜索程序,国际知名的生物信息中心都提供基于 Web 版的 BLAST 服务. 本节介绍 NCBI 提供的数据库搜索程序 BLAST(https:// blast.ncbi.nlm.nih.gov). NCBI 网站不仅提供在线服务,也可以下载安装本地 BLAST,但必须有本地的 BLAST 格式的数据库,可以直接下载,也可以通过提供的格式转换工具转换而得到.

1.2.2　BLAST 搜索页面的功能

　　NCBI 网站 BLAST 有五个基本搜索页面(图 1-2),每个页面执行特定类型的序列比对. 表 1-1 简要介绍 blastn、blastp、blastx、tblastn、tblastx 这五个搜索页面,并给出这些搜索需要用到的公共数据库.

🖙 扫码看图

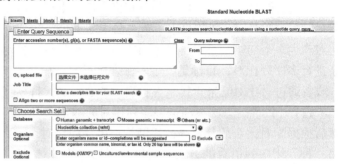

图 1-2　BLAST 基本搜索页面

表 1-1　BLAST 基本搜索页面

搜索页	查询序列和数据库类型	比对类型	程序和函数(默认函数用粗体)
Nucleotide blast (blastn)	核酸 vs 核酸	核酸 vs 核酸	**megablast:** 用于序列识别,物种内比较 **discontiguous megablast:** 用于跨物种比较,或用编码序列搜索 **blastn:** 用于搜索短序列,或跨物种比较
Protein blast(blastp)	蛋白质 vs 蛋白质	蛋白质 vs 蛋白质	**blastp:** 一般的序列识别和相似性搜索 DELTA-BLAST: 灵敏度高于 blastp 的蛋白质相似性搜索 PSI-BLAST: 通过迭代法搜索构建位点特异性计分矩阵 PSSM(Position specific scoring matrix) 或搜索与查询序列亲缘关系较远的蛋白质序列 PHI-BLAST: 适用于带模式的短序列的查询,能够搜索到既和查询序列相配又和特定模式相配的数据库记录,能用来帮助判断这个蛋白质属于哪个家族

续表

搜索页	查询序列和数据库类型	比对类型	程序和函数(默认函数用粗体)
blastx	核酸(翻译后)vs 蛋白质	蛋白质 vs 蛋白质	**blastx**: 识别查询核酸序列编码的蛋白质产物
tblastn	蛋白质 vs 核酸(翻译后)	蛋白质 vs 蛋白质	**tblastn**: 搜索数据库中序列所编码的蛋白质，识别出和查询蛋白质序列相似的序列
tblastx	核酸(翻译后)vs 核酸(翻译后)	蛋白质 vs 蛋白质	**tblastx**: 基于编码能力识别与查询核酸序列相似的核酸序列

1.2.3　BLAST 常用搜索数据库

不同的 BLAST 程序使用的搜索数据库不同，主要分为核酸搜索数据库和蛋白质搜索数据库，下面分别加以介绍.

1. 常用核酸搜索数据库

搜索使用的核酸数据库见表 1-2.

表 1-2　BLAST 常用核酸搜索数据库

数据库	数据库内容
nr(nt)default	所有 GenBank + EMBL + DDBJ + PDB 序列，不包括 PAT、EST、STS、GSS、WGS、TSA 中的序列和相位 0, 1, 2 HTGS 序列，大部分非冗余
refseq_rna	NCBI Reference Sequence Project 中人工审核的序列(以 NM_, NR 开头)和预测序列(以 XM_, XR_开头)
refseq_genomic	NCBI Reference Sequence Project 中的基因组序列
refseq_representative_genomes	NCBI RefSeq Reference 和 Representative genomes 包括广泛的类群，如真核生物、细菌、古细菌、病毒及类病毒. 这些基因组有最小的冗余度，真核生物每个物种一个基因组，其他都是一个物种有不同的菌株，属于人工审核的基因组
chromosome	NCBI Reference Sequence Project 中的完整基因组和完整染色体序列
Human G+T	人类基因组序列最新版本中的基因组序列和人工审核的以及预测的 RNA 序列
Mouse G+T	鼠基因组序列最新版本中的基因组序列和人工审核的以及预测的 RNA 序列
est	GenBank + EMBL + DDBJ 中 EST 数据库中序列所构成的数据库
HTGS	未完成的高通量基因组序列；相位 0, 1, 2 HTGS 序列
wgs	全基因组鸟枪序列的装配片段
pat	来自 Patent division of GenBank 中的核酸序列

数据库	数据库内容
pdb	来自 Protein Data Bank 的三维结构数据中的核酸序列
TSA	组装自 RNA-seq SRA 数据的转录组鸟枪序列装配
16S microbial	来自 Targeted Loci Project 的微生物 16S rRNA 序列

2. 常用蛋白质搜索数据库

搜索常使用的蛋白质数据库见表 1-3.

表 1-3　BLAST 常用蛋白质搜索数据库

数据库	数据库内容
nr default	非冗余 GenBank CDs 翻译序列 + RefSeq + PDB + SwissProt + PIR + PRF, 不包含 PAT, TSA 和 env_nr 的序列
refseq_protein	NCBI Reference Sequence Project 中的蛋白质序列
swissprot	最新的主要版本 UniProtKB/SWISS-PROT 蛋白质序列数据库(无新增的更新)
Landmark	Landmark 数据库包括广泛类群的代表基因组中的蛋白质组
pat	来自 Patent Division of GenBank 中的蛋白质序列
pdb	来自 Protein Data Bank 的三维结构数据中的蛋白质序列
env_nr	由宏基因组核酸序列注释的 CDS 翻译得到的蛋白质序列
tsa_nr	由转录组鸟枪装配注释的 CDSs 翻译得到的蛋白质序列

1.2.4　BLAST 标准核酸搜索页面简介

　　NCBI 所提供的核酸 Web 版的 BLAST 服务中, 五个基本搜索页面和大部分的特定搜索页面都采用标准的搜索页面, 下面对标准搜索页面的功能做简要介绍.

　　"Nucleotide-BLAST" 链接加载 "标准核酸 BLAST" 搜索页面(图 1-3). 页面顶端包含显示页面位置的选项卡(A), 页面的标题, 一组在五个核心 BLAST 搜索页面间快速切换的选项卡(B), 恢复页面默认设置的链接和给自定义设置的搜索页面设置书签的链接(C). 默认的显示页面包含三个部分, 功能描述如下.

1. 输入查询序列

　　主输入框(D)可输入不同格式的核酸查询序列. 对于一个查询序列 "Query subrange" 框(E)定义搜索使用的一个查询片段. 用纯文本文件保存的查询序列可

图 1-3 标准核酸 BLAST 搜索页面-1

以用"Choose File"按钮(F)上传."Align two or more sequences"复选框(G)把下面的"Choose Search Set"部分改为"Enter Subject Sequence",从而允许将查询序列和目标输入框(H)中的序列进行比对.

2. 选择搜索设置

如图 1-4 所示页面,BLAST 数据库可以从标准下拉菜单的列表中选择(I).使用"Organism"在输入框中输入物种、菌株或类群名字,然后在推荐列表中选择(J),搜索可以被限定在选定数据库中的某些子类中.勾选右边的排除框,搜索时可排除该物种的序列.使用"+"按钮,可以增加输入框以选择多个物种.使用下面的复选框(K),可以排除相对价值较低的具体序列类型.对于特定的数据库,在

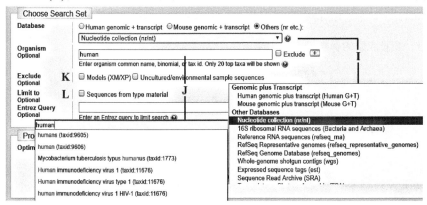

图 1-4 标准核酸 BLAST 搜索页面-2

"Entrez Query"输入框(L)中输入自定义查询, 可以把搜索限定在满足特定标准的类群中. 例如, 输入"biomol_mrna[prop]AND 500:1000[slen]"会把搜索限定在长度为 500~1000 个碱基的 mRNA 序列中.

3. 程序选择

图 1-5 所示页面, 三种速度和灵敏度不同的程序(M)可用于核酸 vs 核酸的序列比对. 默认程序 megablast 更适合于特定的任务, 如识别输入序列和查询大的基因组序列; discontiguous megablast 程序更适合于从其他物种寻找相关的序列; blastn 程序更适合输入短查询序列和识别短的匹配, 比 megablast 更适合跨物种搜索. 点击"BLAST"按钮(N)提交搜索到 BLAST 服务器处理. 当比对完成后结果会自动显示. "Algorithm parameters"链接(O)打开常规状态下折叠着的部分, 允许设置其他的一些参数, 包括调整保存的比对数目, 搜索优先度, 计分系统(计分矩阵)和空格罚分, 也可以设置查询过滤参数. 下节会给出详细描述.

☞扫码看图

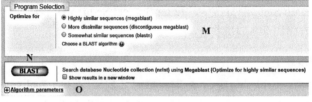

图 1-5　标准核酸 BLAST 搜索页面-3

1.2.5　BLAST 参数设置

BLAST 程序提供了三组参数, 一般参数(general parameters)、计分参数(scoring parameters)、过滤和屏蔽(filters and masking)参数. 各类参数简介如下.

1. 核酸搜索的参数设置(图 1-6)

☞扫码看图

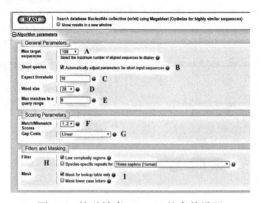

图 1-6　核酸搜索 BLAST 的参数设置

(1) 一般参数：通用参数影响着搜索的灵敏度. 最大目标序列"Max target sequences"(A)设置了一次查询保存的最大-最佳数据库匹配值. 短序列"Short queries"复选框(B)选中后允许 BLAST 自动优化设置以适应小于等于 50 个核苷酸的短查询序列. 期望阈值"Expect threshold"(C)过滤掉那些期望值高于设定值的显著性较低的匹配. 字长"Word size"(D)设置了查询序列和数据库序列间匹配的短片段对的长度，字长越短灵敏度越高. 查询范围内的最大匹配数"Max matches in a query range"(E)限定了对给定查询区域保存的最多匹配数(如重复序列导致的多匹配)，从而不会挤占其他区域的匹配数. 默认设置"0"表示没有限制.

(2) 计分参数：这部分参数确定了搜索的灵敏度. 匹配、失配计分"Match/Mismatch Scores"(F)确定了一个精确匹配的得分和失配的罚分. 空格罚分"Gap Costs"(G)确定了在比对中引入空格的罚分. 对于 megablast，默认的 linear 引入空格不罚分，延伸空格时假设和空格长度成比例的线性罚分. 这两个参数都可以通过下拉菜单来改变默认设置.

(3) 过滤和屏蔽参数：这些参数确定了是否过滤掉低复杂度序列和物种特异性的重复序列(H)是仅仅在开始匹配阶段过滤掉(仅在查询表中标记)，还是在比对进行中也过滤掉(I). 查询序列中的小写字符(如在 FASTA 文件中的大小写字母的混合序列，代表一些特定的特征)也可以被标注.

2. 蛋白质搜索的参数设置(图 1-7)

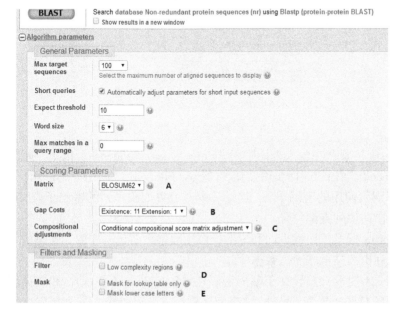

☞扫码看图

图 1-7 蛋白质搜索 BLAST 的参数设置

(1) 一般参数：这部分参数和标准"Nucleotide BLAST"一样，参见核酸搜索的通用参数.

(2) 计分参数：这里提供 2 类 8 种计分矩阵(A).默认的 BLOSUM62 矩阵是一般性比对最好的计分矩阵. 对于短序列，常常选用 PAM30 矩阵. 每种矩阵都有自己的一套空格罚分设置，在下拉菜单(B)中可选. 蛋白质比对的计分可以根据序列组成偏倚来调整，使用组成调整"Compositional adjustments"(C)设置不同的方法进行调整. 其他包括"无需调整"等可以用下拉菜单来选择.

(3) 过滤和屏蔽参数：这里的参数确定了是否过滤低复杂度序列和是否仅仅在种子查询阶段过滤(D). 查询序列中的小写字符(E)(如在 FASTA 文件中的大小写字母的混合序列，代表一些特定的特征)也可以被标注. 当使用组成调整的时候，这些设置就不需要了.

3. 翻译搜索页特有的参数设置

BLAST 的翻译搜索页面和标准蛋白质搜索页面是一样的，但是包含一些程序特有的参数设置(图 1-8).

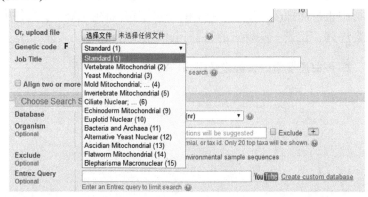

图 1-8　翻译搜索页特有的参数设置

(1) 翻译 blastx 搜索：在输入查询序列"Enter Query Sequence"框下，基因编码栏"Genetic code"(F)的选择文件按钮"Choose File"下，是用以确定翻译输入的核酸查询序列所使用的密码子表. 选择一个适合查询源序列的密码子表. 其他设置和标准蛋白质序列查询一样.

(2) 翻译 tblastn 搜索：搜索页面和标准蛋白质搜索页面是一样的，关键的不同在于数据库栏列出的是核酸序列数据库.

(3) 翻译 tblastx 搜索：差异在于基因密码栏"Genetic code"(F)，和数据库下拉菜单中所列的核酸数据库. 另外,主查询序列输入框需要输入一个核酸查询序列.

1.2.6　其他的 BLAST 搜索页面

基因组比对"BLAST Genomes"栏与基本 BLAST 的不同之处在于搜索的数据库不同，链接的名字清楚地表示了搜索使用数据库的源物种. 多数是依据用户的输入对目标物种使用最佳基因组数据集，比对产生的特定页面"Specialized BLAST"包含不同类型的搜索页面.

1. 使用 BLAST 核心程序和标准页面的特定 BLAST 程序

使用 BLAST 核心程序和标准页面的特定 BLAST 程序如表 1-4 所示.

表 1-4　使用标准页面的特定 BLAST 搜索程序

程序名	特定的搜索数据库
GEO：搜索有相似基因表达谱的序列	核酸序列结合表达信息
BioAssay：在 PubChem BioAssay 数据库中搜索蛋白质或核酸序列	PubChem 中有相关化学活性实验数据的核酸和蛋白质序列
Targeted Loci：搜索亲缘关系分析的标志	用于识别物种的 16S, 18S, 28S, 以及 ITS 特定核酸序列
bl2seq：用 BLAST 比对两个或多个序列	不单独列出，通过选定复选框"Align two or more sequences"整合在 BLAST 搜索页面中

2. 非标准页面的特定 BLAST 程序

这些服务(表 1-5)结合使用 BLAST 或者其他的比对算法和其他工具一起来完成特定的任务.

表 1-5　非标准 BLAST 搜索页面的特定搜索程序

程序名	函数
Primer-BLAST	用 primer3 算法设计引物，用 BLAST 对选定的数据集检查模体的特异性
IgBLAST	搜索种系数据库，查询免疫球蛋白或 T 细胞受体序列，注释输入免疫球蛋白序列
VecScreen	在已知的载体和人工序列数据库中查询已知的核酸序列、已识别载体和冗余序列
CD-search	在特定的蛋白质功能域数据库中搜索蛋白质序列. 该搜索对所有的蛋白质 BLAST 查询都执行
CDART	识别输入蛋白质序列中的保守域，然后寻找包含这些识别出的蛋白质域的序列
Multiple Alignment	使用 COBALT(Constraint Based Protein Multiple Alignment Tool)比对多条蛋白质序列，搜索链接在所有的蛋白质搜索结果页面中可用
Global Align	NCBI 的 Needleman-Wunch 适用于核酸和蛋白质查询的全局两两比对工具
MOLE-BLAST	从选定的目标数据库(使用 BLAST)识别输入核苷酸序列的相似序列，然后使用多序列比对工具(MUSCLE)将这些序列按照它们的序列相似性聚合起来

1.2.7　使用 NCBI 网站 BLAST 服务的其他方式

NCBI 网站所提供的 BLAST 服务，除 Web 版还有其他的使用方式，这些方式各具特点，下面做简要介绍(表 1-6).

表 1-6　使用 NCBI 网站 BLAST 服务的使用方式及其特点

BLAST 服务的使用方式	特点
网页浏览器	直观性：图形用户界面和结果呈现 便利性：轻松搜索单个或小批量查询序列 速度快：在分布式计算系统上快速运行 多功能性：可用选项可以对自定义序列进行搜索 工作限制：不适合超过 1 小时 CPU 时间限制的高通量搜索 数据分区：访问不同的数据库需要不同的搜索页面
独立 BLAST+(-remote option)	全面：比网络服务有更多的选项，可以自定义和微调搜索 批处理：通过提交用大的查询序列进行搜索，然后小批量自动处理 较少手动干预：可以有不同格式保存输出 工作流合并：输入和输出可以集成在程序中 额外要求：安装独立的 BLAST+包，并正确配置
RESTful BLAST (QBlast, BLASTURL API)	全面：比网络服务有更多的选项，可以自定义和微调搜索 批处理：通过批处理搜索可以查询大量的查询序列 工作流合并：输入和输出可以集成在程序中 额外的需求：高效的使用需要脚本/编程来实现查询 URL 的构建和结果的检查
blastn_vdb & tblastn_vdb 和独立运行 blast+的相应程序功能相，包含在 SRA Toolkit	类似于 BLAST +相应功能，但要访问以 vcb 格式存储的 SRR，WGS，TSA 文件 全面：比网络服务有更多的选项，可以自定义和微调搜索 内置的客户端功能：如果没有预取，可自动下载数据文件用来比对 较少手动干预：可以有不同格式保存输出 工作流合并：输入和输出可以集成在程序中 额外的要求：安装和配置正确 sra toolkit

1.2.8　BLAST 搜索结果页

BLAST 的搜索结果主要由描述表和比对部分构成. 以肌酸激酶 B 型(creatine kinase B-type)的 BLAST 搜索为例介绍 BLAST 的搜索结果.

1. 描述表

描述表-1(图 1-9)提供了 BLAST 从搜索数据库中找到的和查询序列相似性高的序列的简要描述. 表格顶端的两个选择控制按钮 "All" 和 "None"(A)允许快速全选或全不选搜索到的匹配序列. 表中单条序列的选中可通过勾画左侧的复选框(B)实现. 选中匹配序列会激活顶部的链接(C). 从左到右，描述表提供了如下信息：

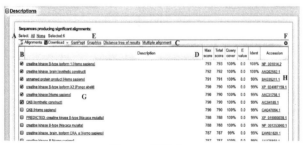

☞扫码看图

图 1-9　描述表-1

数据库中匹配序列的描述/名字(Description).

数据库中序列的最高比对得分(Max score).

所有比对片段的总比对分数(Total score).

数据库序列中和查询序列一致的序列长度百分比(Query coverage).

数据库序列中所有比对的最佳期望值(Evalue).

所有查询-目标序列比对对中最高一致率(Max ident).

数据库中匹配序列的加入 Accession 号.

点击列标题(D)改变表中列的默认顺序, 默认按 E 值排列. 例如, 一个 mRNA 序列和基因组比对时, 按"Query coverage"列排序会把低分的真比对置顶. 这些真比对可能有低的得分, 是由于内含子和外显子边界的断开. 可以通过(F)改变列的默认顺序.

在表中, 点击序列的名称(G)网页可以快速地滚动到该序列的比对部分, 可以看到比对的详细信息. 点击 Accession(H)从相应的序列数据库中检索这条记录.

在描述表-2(图 1-10)的顶端, 点击"Alignments"链接(A)页面滚动到显示比对的部分. 其他的按钮(B)对选中序列(复选框被勾选的序列)进行如下操作:

"Download"(C)会激活一个选择下载格式的菜单.前三个选项可以选择全序列或者仅选比对区域. 其他选项只选择比对数据.

"GenBank"或"GenPept"(D)从源数据库查询选中的序列.

"Graphics"(E)打开一个新的窗口(以浏览器设置而定)在 NCBI 序列查看器(SV)中显示查询-匹配比对的概要. 需要 accession 或 gi(如果有子序列范围)使显示结果信息更丰富.

"Distance tree of results"(F)打开一个新的页面以进化树的形式显示选中的数据库序列和查询序列的亲缘关系. 建树所用的距离从查询序列和选中的序列的两两局部比对中得出. 该页面中有函数按钮可以控制输出结果.

对于 blastp 的搜索结果, "Multiple alignment"按钮可用于选定序列. 点击这个链接使用 COBALT(constraint-based alignment tool)对查询序列和选中的序列执行多序列比对.

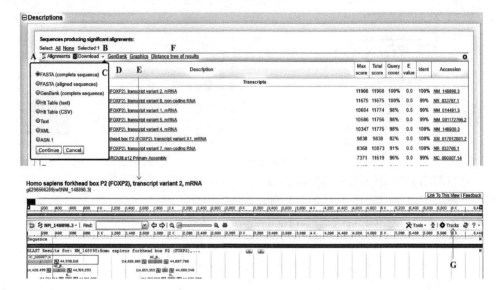

图 1-10　描述表-2

☞扫码看图

序列显示器中的图形表示可以自定义的, 使用"Tools"和"Tracks" (G)菜单控制.

2. 比对部分

比对部分包含查询序列和数据库中搜索到的匹配序列间详细的两两比对信息 (图 1-11). 同一匹配序列的比对片段, 或者说高分匹配对(HSPs), 按 E 值升序排列, 列在同一栏中(A). 每栏中的链接, 从左到右提供如下功能:

"Download" (B)可以下载匹配序列或它的匹配区域.

"GenBank" 从源数据库中查询匹配序列.

"Graphics" 在 SV(C)中列出比对, 在序列注释的情况下进行互动研究.

"Sort by" (D)下拉菜单对同一匹配序列的 HSPs 按特定的顺序进行排序, 如查询起始位置(E), 从而可以在基因组比对中把 mRNAs 排列在生物序列正确的位置上.

"Next" 和 "Previous" (F)可以快速导航到比对部分.

比对右边的 "Related Information" 部分主要显示 NCBI 数据库中匹配序列的附加信息, 如 Gene、UniGene、Map Viewer、GeoProfiles 和 Structure(G). 详细的比对统计总结在每个 HSP 顶部的表(H)中. "Next Match" 和 "Previous Match" 链接(I)提供了同一匹配序列不同 HSPs 间的快速导航.

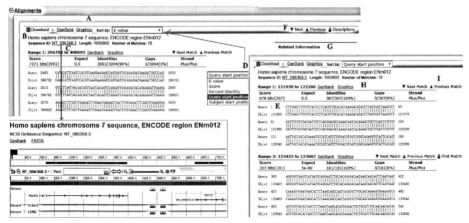

图 1-11　比对部分

☞扫码看图

1.3　多序列比对

把两个以上字符序列对齐, 逐列比较其字符的异同, 使得每一列的字符尽可能一致, 以发现其共同的结构特征的方法称为多序列比对. 多序列比对的目标是使得参与比对的序列中有尽可能多的列具有相同的字符, 即使具有相同碱基的位点位于同一列, 以便于发现不同的序列之间的相似部分, 从而推断它们在结构和功能上的相似关系, 主要用于分子进化关系, 预测蛋白质的二级结构和三级结构、估计蛋白质折叠类型的总数, 基因组序列分析等.

多序列比对问题是双序列比对问题的推广, 如果多个序列间的距离较大、序列较多或较长时, 多序列比对则变得相当困难, 因为计分涉及复杂的替换矩阵, 比对的时间和空间的复杂度也大幅增加. 基于动态规划算法的多序列比对, 确保全局比对产生最优解, 且标准动态规划算法可直接用于多序列比对. 但是动态规划算法时间与空间的复杂性太高, 人们发展了该算法的多种变体, 从而可以在合理的时间内找到优化比对. 渐进多序列比对, 是基于动态规划算法建立起来的配对比对, 该方法可以处理数百个序列, 但是比对的最优性不受保证, 对于接近或超过 100 个序列的多序列比对, 渐进多序列比对具有较高的效率. 最流行的渐进多序列比对软件是 Clustal 家族. 迭代法, 克服了渐进法的一个缺点, 即序列一经加入构造的比对结果, 其配对比对便不再重新处理. 迭代过程先用渐进多序列比对产生一个初始结果, 再对序列的不同子集进行反复比对, 并利用这些结果重新进行多序列比对, 目标是改进多序列比对的总计分值, 因此在处理较远距离的序列时, 效果要优于 Clustal. 在许多迭代法软件中常用的是 MAFFT. 基于一致性的方法, 在多序列比对中对序列中的每对字符计算似然率. 根据基准测试数据的研究，基于一致性的多序列比对产生的结果常比渐进比对准确性更高. 两个基于一致性的多序列比对软件是 ProbCons 和 T-Coffee.

执行多序列比对的软件众多，选择合适的比对软件十分重要. 选用软件，通常可考虑以下几个方面：序列的种类；比对的目的；序列的长短；种系关系的距离等. 本节参考 EBI 网站(https://www.ebi.ac.uk/Tools/msal)，针对 EBI 网站提供的主流多序列比对软件做简要介绍. 该网站所提供的多序列比对服务，多数可分三步进行：第一，输入序列，通常可通过直接复制和提交文件两种方式完成，有固定的输入序列格式；第二，设置输入输出参数；第三，提交，结果可以在比对完成后自动显示在网页中，也可以要求结果发送至邮箱.

1.3.1　Clustal Omega

Clustal Omega 是一款使用有种子的进化树和隐马尔可夫模型技术的比对，适合中大型比对，可比对最大 4000 条序列或最大 4MB 的文件，比对速度快.

多序列比对是许多序列分析方法的基础. 大多数算法使用启发式渐进比对算法. 当面对上千条序列时这些算法大多遇到分析瓶颈. 有些算法允许在牺牲质量的情况下计算更大的数据集，而其他算法虽产生高质量的比对，但随着序列数的增加而严重恶化. Clustal Omega，可以为任意数量的蛋白质序列提供快速准确的比对. 在较小的测试集得到的准确率与高质量比对软件近似. 对于大数据集，Clustal Omega 在执行时间和质量方面均优于其他软件. Clustal Omega 还有强大的添加序列和利用现有比对信息的功能，利用大量公共数据库中预先计算的信息，如 Pfam 数据库.

1. 输入序列(图 1-12)

直接在输入框输入序列，或提交保存序列的纯文本文件，序列格式要求为 GCG、FASTA、EMBL、GenBank、PIR、NBRF、PHYLIP 或 UniProtKB/Swiss-Prot 格式. 通过下拉菜单选择所输入序列是蛋白质，DNA 还是 RNA.

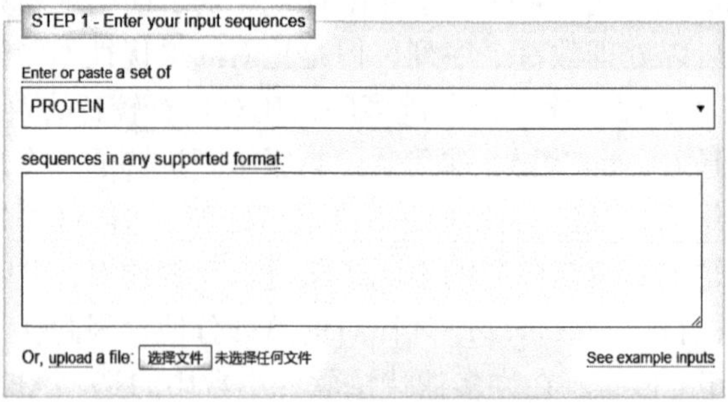

图 1-12　Clustal Omega 的输入序列

2. 参数设置(图 1-13)

Dealign Input Sequences：删除输入序列中的比对空格(true/false).

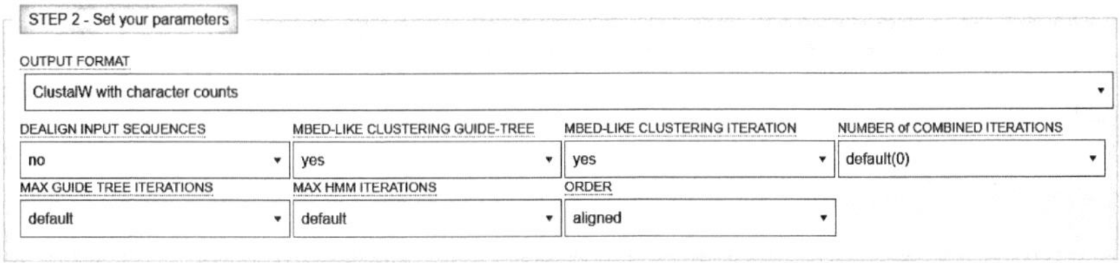

图 1-13　Clustal Omega 的参数设置

Output Alignment Format: 输出的多序列比对的格式(表 1-7).

表 1-7　**Clustal Omega 中输出的多序列比对的格式**

格式名称	描述	参数
Clustal w/o numbers	Clustal 比对格式，无碱基/残基编码	clustal
Clustal w/ numbers	Clustal 比对格式，有碱基/残基编码	clustal_num
Pearson/FASTA	Pearson or FASTA 序列格式	fa
MSF	Multiple Sequence File(MSF)比对格式	msf
NEXUS	NEXUS 比对格式	nexus
PHYLIP	PHYLIP 比对格式	phylip
SELEX	SELEX 比对格式	selex
STOCKHOLM	STOCKHOLM 比对格式	stockholm
VIENNA	VIENNA 比对格式	vienna

　　mBed-like Clustering Guide-tree：该选项使用输入序列作为样本，然后把所有序列表示成这些序列的向量，可快速产生引导树，尤其在大规模比对的时候(true/false).

　　Clustering Iteration：在子序列迭代中使用 mBed-like 聚类方式(true/false).

　　Number of Combined Iterations：迭代次数(结合引导树/HMM).

　　Max Guide Tree Iterations：设置联合迭代的次数，在联合迭代中，该参数可以改变引导树迭代次数的限制.

　　Max HMM Iterations：设置联合迭代的次数，在联合迭代中，该参数可以改变 HMM 迭代次数的限制.

　　Order：在最后的比对中各序列出现的次序(输入顺序/比对顺序).

3. 提交

可给该比对命名，并设置结果以邮件通知(图 1-14).

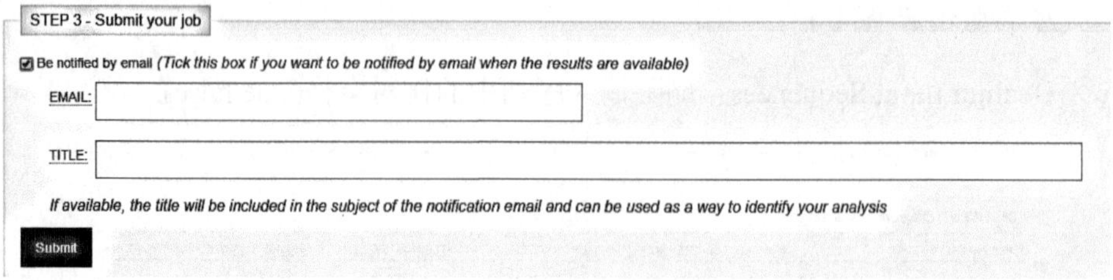

图 1-14 Clustal Omega 的提交

1.3.2 Kalign

Kalign 是主要关注局部比对区域的快速多序列比对软件，适合大规模比对.

Kalign 在小规模比对中精确度很高，尤其在比对大规模序列和亲缘关系较远的序列时拥有很高的精确度，比对速度比 ClustalW 快 10 倍，依据比对规模的大小，最快比迭代算法快 50 倍.

1. 输入序列

与 Clustal Omega 类似，参见 1.3.1 小节.

2. 参数设置

Output Alignment Format: 输出的多序列比对的格式(表 1-8).

表 1-8　Kalign 中输出的多序列比对的格式

格式名称	描述	参数
Pearson/FASTA	Pearson 或 FASTA 序列格式	fasta
ClustalW	Clustal W 比对格式，无碱基/残基编码	clu
MACSIM	Macsim XML 比对格式	macsim

Gap Open：引入或删除一个空格的罚分. 引入或删除空格时从比对分数中减去值的一半，默认值 11.0.

Gap Extension：延伸空格的罚分. 默认值 0.85.

Terminal Gap：从蛋白质的端或核酸的 5′/3′端延伸空格的罚分. 默认值 0.45.

Bonus Score：比对成功的残基的奖励得分. 默认值 0.0.

3. 提交

与 Clustal Omega 类似，参见 1.3.1 小节.

1.3.3 MAFFT

MAFFT 是基于快速傅里叶变换的多序列比对算法，适合快速中大规模的比对.

1. 输入序列

与 Clustal Omega 类似，参见 1.3.1 小节.

2. 参数设置

Output Alignment Format: 输出的多序列比对的格式(表 1-9).

表 1-9　MAFFT 中输出的多序列比对的格式

格式名称	描述	参数
Pearson/FASTA	Pearson 或 FASTA 序列格式	fasta
ClustalW	Clustal W 比对格式，无碱基/残基编码	clustalw

Matrix：添加序列时，使用的蛋白质比对矩阵(表 1-10).

Gap Open：引入第一个空格的罚分.

Gap Extension：延伸一个空格时的罚分.

Order：序列在最终比对中出现的次序(表 1-11).

Tree Rebuilding Number：建树数目.

Guide Tree Output：产生引导树文件.

Max Iterate：在优化比对时执行的最大的迭代次数.

Perform FFTS：执行快速傅里叶变换.

3. 提交

与 Clustal Omega 类似，参见 1.3.1 小节.

表 1-10　蛋白质比对矩阵

矩阵名称(仅用于蛋白质)	参数
None	none
BLOSUM30	bl30
BLOSUM45	bl45
BLOSUM62	bl62
BLOSUM80	bl80
JTT PAM100	jtt100
JTT PAM200	jtt200

表 1-11　　MAFFT 最终比对中序列出现的次序

顺序	描述	参数
aligned	由引导树决定	aligned
input	与输入序列相同	input

1.3.4　MUSCLE

MUSCLE 是特别适合蛋白质序列的. 精确的多序列比对工具, 平均精度和平均速度都优于 Clustal 和 T-coffee, 适合中等规模的比对, 最多可比对 500 条序列, 处理不超过 1MB 的文件.

1. 输入序列

与 Clustal Omega 类似, 参见 1.3.1 小节.

2. 参数设置

Output Alignment Format: 输出的多序列比对的格式(表 1-12).

表 1-12　　MUSCLE 中输出的多序列比对的格式

格式名称	描述	参数
Pearson/FASTA	Pearson or FASTA 序列格式	fasta
ClustalW	ClustalW 比对格式, 无碱基/残基编码	clw
ClustalW(strict)	严格 ClustalW 比对格式, 无碱基/残基编码	clwstrict
HTML	HTML 格式, 彩色比对	html
GCG MSF	GCG Multiple Sequence File(MSF)比对格式	msf
Phylip interleaved	PHYLIP 交叉比对格式	phyi
Phylip sequential	PHYLIP 顺序比对格式	phys

Output Tree: 输出引导树(表 1-13).

表 1-13　　输出引导树

矩阵名称(仅用于蛋白质)	参数
none	none
From first iteration	tree1
From second iteration	tree2

Output Order: 序列出现在最终比对中的顺序(aligned: 由引导树决定).

3. 提交

与 Clustal Omega 类似，参见 1.3.1 小节.

1.3.5　MView

MView 的功能是把序列相似性搜索的结果转化成多序列比对或者改变多序列比对格式，可处理最大 2MB 的文件.

1. 输入序列

与 Clustal Omega 类似，参见 1.3.1 小节.

2. 参数设置

(1) 设置输入参数：Input Format，输入序列格式设置相似性搜索或要处理的多序列比对(表 1-14).

表 1-14　MView 的输入序列格式

格式名称	描述	参数
AUTOMATIC	自动模式	automatic
BLAST	BLAST 搜索报告格式	blast
FASTA	FASTA 搜索报告格式	fasta
PEARSON	Pearson/fasta 序列模式	pearson
CLUSTAL	CLUSTAL 序列模式	clustal
MSF	MSF 序列模式	msf
PIR	PIR 序列模式	pir
HSSP	HSSP 模式	hssp

(2) 设置输出参数：Output Format，比对的输出格式(表 1-15).

表 1-15　MView 中比对的输出格式

格式名称	描述	参数
NEW	MView 比对格式	new
PEARSON	Pearson/fasta 序列格式	pearson
MSF	MSF 比对格式	msf
PIR	PIR 序列格式	pir
RDB	RDB 格式	rdb
PLAIN	Plain 格式	plain

HTML Markup：结果中使用的 HTML 标记数量.

CSS：使用层叠样式表(true/false).

PCID:计算一致百分比的依据.

ALIGNMENT：显示或隐藏比对序列.

RULER：显示或隐藏显示序列的坐标.

OUTPUT ALIGNMENT WIDTH：输出比对的宽度.

Coloring：颜色的基本类型.

Color Map：颜色方案(表 1-16).

表 1-16　MView 中颜色方案

方案	描述	参数
N/A	无颜色方案	none
CCLUSTAL	Protein consensus: 标记相同的类	CCLUSTAL
CLUSTAL	Protein: 标记氨基酸理化性质	CLUSTAL
CHARGE	Protein: 标记带电的氨基酸	CHARGE
CYS	Protein: 标记半胱氨酸	CYS
D1	DNA: 标记嘌呤和嘧啶	D1
D2	DNA: 用统一的着色方案标记匹配 vs.失配	D2
DC1	DNA consensus: 标记环的类型	DC1
GPCR	Protein: gpcrdb GERT 的颜色方案	GPCR
HXLIN	匡琳颜色神经网络导出方案	HXLIN
NARDI	Protein: 标记氨基酸理化性质	NARDI
P1	Protein: 标记氨基酸理化性质	P1
PC1	Protein consensus: 标记相同的类	PC1
POLAR1	Protein: 标记带点和极性氨基酸	POLAR1
RED	红	RED

Group Map：分组方案(表 1-17).

表 1-17　MView 中分组方案

方案	描述	参数
N/A	无	none
CYS	Protein consensus: 仅报告保守的半胱氨酸	CYS
D1	DNA consensus: 报告保守环类型	D1
P1	Protein consensus: 报告保守理化类	P1

Show Consensus：显示或隐藏比对找到的共有序列.

Consensus Concoloring：共有序列着色的基本风格.

Consensus Color Map：共有序列着色方案(表 1-18).

表 1-18　MView 中共有序列着色方案

方案	描述	参数
N/A	无方案	none
CCLUSTAL	Protein consensus: 标记相同的类	CCLUSTAL
CLUSTAL	Protein: 标记氨基酸理化性质	CLUSTAL
CHARGE	Protein:标记带电的氨基酸	CHARGE
CYS	Protein: 标记半胱氨酸	CYS
D1	DNA: 标记嘌呤和嘧啶	D1
D2	DNA: 用统一的着色方案标记匹配 vs.失配	D2
DC1	DNA consensus: 标记环的类型	DC1
GPCR	Protein: gpcrdb GERT 的颜色方案	GPCR
HXLIN	匡琳颜色神经网络导出方案	HXLIN
NARDI	Protein: 标记氨基酸理化性质	NARDI
P1	Protein: 标记氨基酸理化性质	P1
PC1	Protein consensus:标记相同的类	PC1
POLAR1	Protein: 标记带电的和有极性的氨基酸	POLAR1
RED	红	RED

Consensus Group Map：共有序列分组方案(表 1-19).

表 1-19　共有序列分组方案

方案	描述	参数
N/A	无	none
CYS	Protein consensus: 仅报告保守的半胱氨酸	CYS
D1	DNA consensus: 报告保守环类型	D1
P1	Protein consensus: 报告保守理化类	P1

CONGAPS：保守性计算中的空格计数.

3. 提交

与 Clustal Omega 类似，参见 1.3.1 小节.

1.3.6　T-Coffee

T-Coffee 是基于一致性的多序列比对工具，降低了渐进比对的缺点，可以整合不同比对方法得到的比对结果，适合小规模的序列比对，最多可处理 500 条序列，不大于 1MB 的文件.

1. 输入序列

与 Clustal Omega 类似，参见 1.3.1 小节.

2. 参数设置

Matrix：多序列比对使用的计分矩阵. 程序全程使用选定的计分矩阵，扩展到氨基酸距离的全部范围(表 1-20).

表 1-20　T-Coffee 中使用的计分矩阵

矩阵名称(仅用于蛋白质)	描述	简称
None		none
BLOSUM	(Henikoff)相似性搜索是效果最好的计分矩阵	blosum
PAM	(Dayhoff)自 20 世纪 70 年代后期使用极为广泛的计分矩阵. 这里使用 PAM 350 矩阵	pam

Order：序列在最终比对结果中出现的次序(表 1-21).

表 1-21　次序

次序	描述	简称
aligned	由引导树决定	aligned
input	与序列的输入顺序相同	input

3. 提交

与 Clustal Omega 类似，参见 1.3.1 小节.

第 2 章　基因芯片数据分析

基因芯片(genechip)又称为 DNA 微阵列(DNA microarray),是 20 世纪 90 年代随着计算机技术和基因组测序技术的发展而产生的一种新型的生物技术. 它能够平行、高通量地检测成千上万基因转录本的表达水平, 为系统地监测细胞内 mRNA 分子的表达状态进而推测细胞的功能状态提供了可能. 基因芯片技术已广泛应用于疾病易感基因发现、疾病分子水平诊断、基因功能确认、多靶位同步超高通量药物筛选以及病原体检测等医学与生物学领域. 本章将介绍各种常见的基因芯片测定平台、常用表达谱数据分析软件、基因芯片数据的预处理方法及分析技术等.

2.1　基因芯片测定平台简介

基因芯片的测序原理是杂交测序方法, 即通过与一组已知序列的核酸探针杂交进行核酸序列测定. 它可以同时检测成千上万基因的表达水平. 基因芯片类型众多, 根据探针制备原理的不同可将基因芯片分为预先合成然后点样芯片、原位合成芯片和光纤微珠芯片. 预先合成然后点样芯片根据探针类型的不同又可分为 cDNA 芯片和寡核苷酸芯片, 前者的探针是全长 cDNA 序列, 后者的探针是运用传统的 DNA 合成仪合成的寡核苷酸序列, 预先设计的探针运用点样机器人以高密度分布于硝酸纤维膜或经过处理的玻片上. 而原位合成芯片直接在固体基质上用四种单核苷酸合成所需的寡核苷酸片段. 光纤微珠芯片是新一代基因芯片产品, 它是一种以光导纤维和纳米材料(硅珠)为主要组成元件的芯片. 与前两种芯片的最大差别在于, 光纤微珠芯片的探针序列不是固定在平板上, 而是固定在球形的硅珠表面, 从而提高了杂交的均匀性和效能.

2.1.1　cDNA 芯片

cDNA 芯片(cDNA microarray)的概念在 20 世纪 80 年代就已经出现, 被评为 1998 年度自然科学领域的十大进展之一. 它的基本原理是通过设计专门的短核苷酸作为探针,把这些探针固定在专门的基片表面,然后用样本的 cDNA 进行杂交,根据杂交信号的强弱来判断基因表达的水平.cDNA 芯片为双通道双染色芯片, 即一张芯片运用两种荧光标记，可同时检测两种不同条件下(实验组和对照组)基因的表达水平. 实验组(test)为某实验条件下提取的总 mRNA，对照组(reference)为对照条件下提取的总 mRNA，mRNA 反转录成 cDNA，并分别用不同的荧光染料进行标记. 将两组样本等量混合，在一定的实验条件下与芯片上的探针进行杂交，杂交结束后洗脱那些没有与探针互补结合的 cDNA 片段,然后将芯片置入黑箱中，分别用 Cy3 和 Cy5 荧光染料对应波长的激发光对芯片进行激光共聚集扫描，获取两种芯片上每个探针杂交后的荧光信号强度，运用该荧光强度推测各种基因的相对表达水平. 在杂交结果的可视化处理中，通常 Cy3 通道的杂交信号用绿色荧光显示，Cy5 通道的杂交信号用红色荧光显示，两通道的荧光进行重叠后，基于荧光颜色可以对每个基因的表达情况进行初步判断.

2.1.2　寡核苷酸芯片

寡核苷酸芯片(oligonucleotide arrays)类似于 cDNA 芯片，但是在探针的设计上优于 cDNA 芯片，它的探针并不是来源于 cDNA 克隆，而是预先设计并合成的代表每个基因特异片段的约 50mer 长度的序列，然后将其点样到特定的基质上制备成芯片，从而克服了探针序列太长导致的非特异性交叉杂交和由于探针杂交条件变化巨大导致的数据结果的不可靠.

2.1.3　原位合成芯片

原位合成芯片(in situ synthesis chip)是以美国 Affymetrix 公司为代表制备的一类 DNA 芯片，采用显微光蚀刻等技术，在芯片的特定部位原位合成寡核苷酸而制成. 这种芯片的集成度较高，可达 10 万～40 万点阵/平方厘米. 在制备芯片时采用的是光引导聚合技术，由光引导聚合技术产生的寡核苷酸探针一般为 15～25 个碱基长度. Affymetrix 芯片为单通道单染色芯片，即一张芯片运用一种荧光标记检测一种条件下基因的表达水平. 首先从组织或细胞中提取总 mRNA，mRNA 反转录成双链 cDNA. 当样本需要与芯片进行杂交时，cDNA 在体外又转录成 RNA(cRNA)，并用生物素(biotin)标记. 荧光标记后的 cRNA 被随机打成 30～400 碱基长度的片段，然后与芯片探针进行杂交. 洗脱不能与探针互补的样本序列，运用能与生物素结合的荧光分子 Cy5 标记与探针序列结合的样本 cRNA. 扫描芯片，提取荧光信号.

Affymetrix 公司芯片平台的主要优势是在进行探针设计时考虑了重复和对照的原则，采用独特的 PM-MM 探针设计，能有效解决芯片非特异杂交问题，真正提高检测效能.

2.1.4 光纤微珠芯片

光纤微珠芯片(beadchip)是以 Illumina 公司为代表制备的新一代基因芯片产品,它利用独特的微球阵列(beadarray)技术,结合了 infinium、GoldenGate 等多种经典可靠的实验方法. 光纤微珠芯片可以应用于单核苷酸多态性(SNP)基因分型和拷贝数变异(CNV)、基因表达及表观遗传学等不同领域的研究. 与传统的芯片技术相比,光纤微珠芯片具有如下特点:①高密度性,密度可至每平方厘米约 400 万个点(微珠),是目前密度最高的芯片;②低上样量,每个芯片上样量是传统芯片的 1/50～1/5;③高重复性,芯片设计中微珠以"无序自组装"的方式在微孔内组装成芯片,每种类型的微珠平均有 30 倍左右的重复,这些重复以随机分布的方式处于芯片上,解决了传统芯片低重复性的问题;④高特异性,每一个探针由特异的地址序列(对每种微珠进行解码,长度 29mer)和特异序列(代表不同的检测信息,如 SNP 位点序列、基因序列等)组成,保证了芯片检测的高特异性和灵敏度;⑤性价比高,光纤微珠芯片因其技术原理的灵活性,其价格是传统芯片价格的 1/10～1/2.

2.2 基因表达数据库常用分析软件

近年来,随着分子生物学技术的发展,微阵列芯片技术和新一代测序技术已成为生物学研究领域中重要的实验技术,由此产生的海量数据,为功能基因组研究提供了重要的资源.

2.2.1 基因表达数据库

基因表达数据库(Gene Expression Omnibus,GEO)是当今最大、最全面的公共基因表达数据资源. 它由美国 NCBI 管理和维护,是经过专家整理和核对的在线的基因表达数据库资源,主要储存基因表达数据,提供基因表达数据的浏览、查询、检索和可视化(图 2-1). GEO 数据库中的记录是根据其不同的数据类型以不同的登录号编写方式进行区分的. 由芯片生产厂家递交的芯片平台数据以登录号 GPL***表示;单张芯片描述的原始数据及处理后的荧光强度数据以登录号 GSM***表示;单个实验(包括一系列芯片)的数据以登录号 GSE***表示;由 NCBI 整理的具备相似实验条件,有生物学意义,在统计学上具有可比性的不同的芯片实验构成的实验集组,以登录号 GDS***表示. GEO 定义了两个数据库:Datasets 和 Profiles. Datasets 存储了以"实验为中心"的芯片数据. Profiles 存储了以"基因为中心"的单个基因表达的数据. GEO 数据库中的数据存储方式主要有芯片原始数据,如 cel 文件或 cDNA 芯片的扫描图像文件;以 MIAME 兼容的形式递交的数据;矩阵形式存储的文本文件.

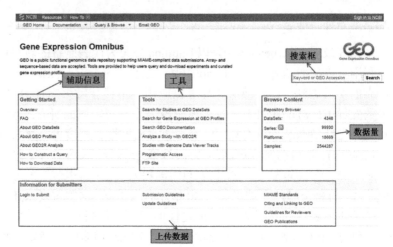

☞ 扫码看图

图 2-1 GEO 数据库主页面

研究人员可以从 GEO 数据库的平台、样本、系列、数据集获取相应的信息.

平台(Platform)描述了一连串在特定实验中被检测或被定量分析的因素, 平台数据包含阵列或序列以及阵列平台的简要描述, 每一个平台均分配了一个特有的检索号 GPL***.

样本(Sample)数据描述了每个样本的操作环境、处理方法和分离出的各个成分的丰度测量. 每个样本均分配了一个特有的检索号 GSM***.

系列(Series)数据将一系列相关的样本联系起来, 提供了整个研究的关注点和描述, 也包含了描述提取数据、简要结论和分析的表格. 每个系列均分配了一个特有的检索号 GSE***.

数据集(DataSets)存储的是一个分类广泛、经过多种手段处理和不同方法分析的高通量实验数据. 数据集是由有生物学意义和在统计学上可比较的样本组成, 这些样本可能来自不同的数据提供者, 它构成了下游数据挖掘和数据显示的基础. 数据集组的检索为 GDS***.

2.2.2 微阵列基因表达数据库

微阵列基因表达数据库(ArrayExpress)是由(European Bioinformatics Institute, EBI)管理和维护的微阵列基因表达数据的公共数据库. ArrayExpress 由两部分组成: 实验数据集(Experiments Archive)和基因表达图谱(Gene Expression Atlas)(图 2-2). 实验数据集包含了基因表达的功能基因组学实验数据库, 并提供查询和下载遵守 MIAME(the minimum information about a microarray experiment) 和 MINSEQE (minimum information about a high-throughput sequencing experiment)规则的数据. 基因表达图谱数据库则是一个加工了的子集, 包含重新注释的实验数据集数据, 并允许通过实验查询不同生物条件下的个体基因表达结果. 该数据库还提供了阵列、实验和实验方案三种类型的提交方式,它们中的每一个都分配一个登录号. 数据提交和注释的帮助由监管小组提供. 数据库可以用诸如作者、实验室、物种、试验或阵列类型等参数进行查询.

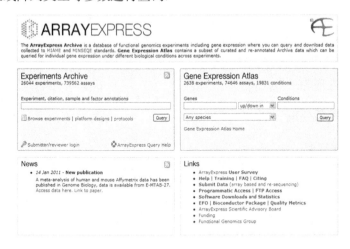

☞ 扫码看图

图 2-2　ArrayExpress 数据库主页面

2.2.3　其他常用基因表达数据库

随着高通量技术的普及和应用,基因表达数据库还在不断地发展,有很多针对生物医学问题的数据库. 表 2-1 列出了常用的基因表达数据库及与疾病相关的基因表达数据库.

表 2-1　常用基因表达数据库

数据库名称	数据库内容	文献/网址
Gene Expression Omnibus (GEO)	目前最常用的基因表达数据(NCBI)	http://www.ncbi.nlm.nih.gov/geo
Expression Atlas	欧洲生物信息研究所的基因表达数据	http://www.ebi.ac.uk/gxa
SMD	Stanford 基因表达数据	http://smd.princeton.edu
RNA-Seq Atlas	正常组织的基因表达谱数据	http://medicalgenomics.org/rna_seq_atlas
GEPdb	基因型、表型和基因表达关系数据	http://ercsbweb.ewha.ac.kr/gepdb
GENT	肿瘤组织与正常组织的表达数据	http://medicalgenome.kribb.re.kr/GENT
Anticancer drug gene expression database	抗癌化合物的基因表达数据	http://scads.jfcr.or.jp/db/cs
CGED	癌症基因表达数据(包括临床信息)	http://cged.hgc.jp

2.3　基因芯片数据预处理与差异表达分析

由于获取的芯片原始数据来自不同的芯片平台，数据信息会有差异. 往往需要对前期的数据进行预处理，尽可能减小误差，优化数据结构，提高后续数据挖掘的准确性和效率. 这种预处理主要包括数据提取、数据对数转化、数据筛选、补缺失值和标准化处理等.

2.3.1　基因芯片数据预处理

1. 基因芯片数据提取

对于双通道的 cDNA 微阵列芯片和寡核苷酸芯片，扫描后的一张芯片图像即将某个荧光点(spot)放大后的图像主要包含的信息有通道 1 的前景荧光强度值 CH1I，代表第一种条件下基因的表达值；通道1 的背景荧光强度值 CH1B，代表第一种条件下非特异的荧光强度背景值；通道 2 的前景荧光强度值 CH2I，代表第二种条件下基因的表达值；通道 2 的背景荧光强度值 CH2B，代表第二种条件下非特异的荧光强度背景值. 该基因在两种条件下的比值 ratio = (CH1I − CH1B) / (CH2I − CH2B).

Affymetrix 公司的基因芯片中，运用数据提取软件提取后的探针水平的数据以扩展名为. cel 形式的文件进行保存，而通常存储的原始数据是经过汇总和标准化后的基因表达信息，包括定性和定量信息. 定性信息以 P/A/M(present/absent/marginal)表示，表示某基因在某条件下的表达判断是有、无或不确定. 定量信息是基于探针集汇总后的基因水平的荧光信号强度值.

提取后的大规模基因表达数据通常可以用矩阵形式表示，行代表基因，列代表样本，矩阵中的元素代表基因在样本中的表达水平，这种类型的数据通常被称为基因表达谱(gene expression profile). 基因表达谱中蕴含着丰富的信息，许多生物信息学的研究都致力于挖掘其中有意义的信息.

2. 基因芯片数据过滤

基因芯片中每个点的荧光信号强度值通常为前景信号值减去背景信号值，即经过提取的芯片数据中可能会产生负值，显然负值是没有生物学意义的. 另外，数据集中还可能包括一些单个异常大(小)的峰(谷)信号，它们被认为是随机噪声，这些噪声会影响后期的分析，因而需要对数据进行过滤处理. 数据过滤的目的是去除表达水平是负值、很小的数据或者明显的噪声数据，通常的处理方法是将它们置为缺失、赋予统一的数值或去除.

3. 基因芯片数据筛选

扫描过程中会产生数据的缺失，在进行分析前需要对数据进行筛选. 通常是先筛选点样，然后进行数据标准化、截断异常值，最后筛选基因.

(1) 点样筛选：点样筛选主要用于质量控制，以去除"坏"点样. 点样筛选是用缺失值替换原有值. 可以根据信号强度(intensity)、点样标志(spot flag)和点样大小(spot size)来进行筛选.

(2) 数据标准化：在芯片实验中，各个芯片的绝对光密度值是不一样的，在比较各个芯片结果之前必须将其归一化(normalization，也称为标准化). 在同一块芯片上杂交的、由不同荧光分子标记的两个样品间的数据即双通道数据，也需归一化.

对于单通道数据，必须选择一张参照芯片来进行标准化，常用中位数标准化(median normalization)和管家基因标准化(housekeeping gene normalization)方法进行；对于双通道数据中的每张芯片，常用 Lowess 标准化(lowess normalization)和点样组内标准化(print-tip group normalization)方法进行标准化.

(3) 截断(truncation)异常值：截断异常值主要用于双通道数据，因为微小的分母容易使对数比值变得异常巨大. 通常先设置强度比值的最大允许值，任何大于此阈值的数值都会被截断成阈值. 对于双通道数据通常设定截断值为 64，则任何大于 64 或小于 1/64 的数值都会被截断.

(4) 基因筛选：基因筛选的目的在于筛除那些信息量较少的基因. 主要有最小倍数法筛选(minimum fold-change filter)，对数表达量方差筛选(log expression variation filter)和空缺百分比筛选(percent missing filter)三种方法.

最小倍数法筛选是去除差异性较小的基因. 筛选标准为：基因表达量与所有芯片上表达量中位数相差指定倍数的基因个数，占总基因个数的比例，小于上述比例的基因则被筛去.

对数表达量方差筛选是剔除方差最小的比例基因，即将所有基因的方差会与方差中位数进行比较，差异并不显著的基因会被筛去. 同样这种筛选也非必要，往往为了应对内存不足的情况.

空缺百分比筛选是对单个值的点样筛选后缺失值的最大比例设定阈值，以去除那些包含了太多缺失项而被认为不可靠的基因. 一般缺失比例超过 50%就删除整行的基因表达值.

4. 补缺失值

基因表达谱中数据缺失大致分为两种类型：一种是非随机缺失，目前还没有很有效的数据补缺方法. 另一种是随机缺失，数据补缺处理对于这种情况比较有效, 常用的方法有以下几种.

(1) 简单补缺法: 用 0、1、每行或每列的均值作为缺失值的可能信号值.

(2) k 近邻法: k 近邻法的基本思想是用在总样本空间中与待补缺基因距离相近的 k 个邻居基因在缺失条件下的表达值推测缺失值. 首先确定含有缺失值的基因 i 的 k 个邻居基因, 设 $x_{1j}, x_{2j}, \cdots, x_{kj}$ 分别为基因 i 的 k 个邻居基因在第 j 个样本中的表达值, 常用的定义邻居基因的距离函数有欧氏距离或相关系数, 然后运用邻居基因在该样本中信号值的加权平均估计缺失值

$$x_{ij} = \sum_{g=1}^{k} w_g x_{gj} \tag{2-1}$$

式中, w_g 为权重系数, 由邻居基因 g 与基因 i 的距离决定, 距离越近 w_g 越大.

(3) 回归法: 回归法与 k 近邻法相似, 区别在于 k 近邻法用邻居基因对应表达值的加权平均估计缺失值, 而回归法用回归模型预测缺失值, 然后再加权平均. 回归法的基本步骤如下.

第一步: 确定含有缺失值的基因的 k 个邻居基因, 设 $X_1, X_2, \cdots, X_k$ 为基因 i 的 k 个邻居基因在 n 个样本中的表达向量.

第二步: 具有缺失值的基因 X_i 较之邻居基因分别作线性回归模型, 基于回归模型预测缺失值.

$$\begin{aligned} x_{ij}^1 &= a_1 + b_1 x_{1j} \\ x_{ij}^2 &= a_2 + b_2 x_{2j} \\ &\cdots\cdots \\ x_{ij}^k &= a_k + b_k x_{kj} \end{aligned} \tag{2-2}$$

第三步: k 个缺失值的加权平均为最终的缺失值估计值.

$$x_{ij} = \sum_{g=1}^{k} w_g x_{ij}{}^g \tag{2-3}$$

式中, w_g 为邻居基因的权重, 若邻居基因与第 i 个基因的距离近, 则权重大, 反之权重小.

5. 数据对数化处理

芯片原始数据一般呈偏态分布, 影响数据的进一步分析, 将数据做对数化转换后, 数据可近似服从正态分布, 从而为后续的数据分析带来方便, 通常取以 2 为底的对数进行转换. 红绿荧光染色后, log[2,RG]表示光强度, log[2,R/G]表示差异表达程度. 若取同等条件下两样本作图则会出现偏倚.

6. 数据标准化

由于在样本的染色、芯片的制作、芯片的扫描过程中存在不同的差异，这都会产生一系列的系统误差(偏倚)，这就需要对数据进行标准化(normalization)处理，去除这些系统误差，保留真正的生物学变异，以确保后期数据分析的可靠性.

数据标准化目的是消除由于实验技术所导致的表达量的变化，并且使各个样本(sample)数据和平行实验的数据处于相同的水平，从而使我们可以得到具有生物学意义的基因表达量的变化. 数据标准化主要分为芯片内标准化(within slide normalization)和芯片间标准化(multiple slides normalization).

(1) 芯片内标准化: 芯片内标准化主要是去除由荧光染色差异、点样及其杂交试验所产生的每张芯片的系统误差，通过标准化，使每个基因的表达点都具有独立性. 常用的方法有全局标化、荧光强度依赖的标准化和点样针组内标准化.

全局标准化(global normalization): 全局标化假设红光的荧光强度(R)和绿光的荧光强度(G)相差一个常数 k，即 $R = k \cdot G$，由于芯片上的大部分基因都是稳定表达的，且芯片上基因的荧光强度值经对数转换后基本满足正态分布，所以芯片上所有基因的 log-Ratios 值均值应该为 0. 全局标准化的目的就是要将实际测得的 log-Ratios 值分布的峰值位置移至 0 处.

$$\log_2 R / G \to \log_2 R / G - c = \log_2 R / (kG) \tag{2-4}$$

这里位置参数 $c = \log_2 k$ 表示芯片上所有基因的 log-Ratios 值的中值或均值.

由于纠正了染料偏倚(dye bias)及其标化方法的简单可行，全局标准化法得到了普遍应用，但是它并没有考虑芯片的空间差异带来的偏倚和荧光强度依赖的染料偏倚. 这种方法在以相对稳定基因子集、持家基因或控制基因为参照基因时同样适合，只不过在估计位置参数时仅依据相对稳定基因子集、持家基因或控制基因来估计，在其他方法中如合适也可以考虑类推.

(2) 芯片间标准化: 芯片间标准化的目的是去除不同芯片间的系统误差，使不同芯片检测的基因表达值具有可比性. 常用的方法有中位数标准化和分位数标准化.

① 中位数标准化(median normalization): 对于双通道数据，就是将每张芯片上的数值减去各自芯片上对数比值的中位数，这样该芯片的对数比值中位数就变成了 0. 对于单通道数据(如 Affymetrix 数据)，首先在待标准化的芯片与参照芯片上的每个对应基因上计算差值，然后在待标准化的芯片上减去该差值的中位数，以使两者间的总差值为 0.

② 分位数标准化(quantile normalization): 一般芯片的杂交实验很容易产生误差，所以经常一个样本要做 n 次重复实验. 假设 n 次实验数据具有相同的分布，

平行实验间的数据差异可通过以下三步去除：对每张芯片的数据点排序；求出同一位置的几次重复实验数据的均值，并用该均值代替该位置的基因的表达量；将每个基因还原到本身的位置上.

2.3.2　基因芯片差异表达分析

差异表达分析用于比较两种条件下的基因差异表达，从中识别出与条件相关的特异性基因或显著差异表达的基因. 差异基因的筛选方法有很多，最简单的是阈值法(倍数变化法)，最常用的统计方法有 t 检验法、方差分析法、信息熵法和 SAM 法等.

1. 倍数变化法

倍数变化(fold chang, FC)法运用倍数 f 值估计每个基因在实验条件下较之对照条件下表达量的倍数差异值.

$$f = \frac{x_I}{x_c} \tag{2-5}$$

x_I 为实验条件下的表达值，x_c 为对照条件下的表达值. 当 f 值约等于 1，表明该基因在两种不同条件下的表达没有差异；当 f 值明显大于 1 或小于 1，表示基因在条件 I 下的表达有上调或下调；f 值越偏离 1，差异表达越显著. 对于不同的数据集，具体阈值确定很困难，通常以 2 倍差异为阈值，但这带有很大的人为因素，不具有统计学意义，在芯片数据分析的早期应用，目前通常用于基因的大规模初筛.

2. t 检验法

运用 t 检验(t-test)法可以判断基因在两不同条件下的表达差异是否具有显著性. 基本步骤如下.

零假设 $H_0 : \mu_1 = \mu_2$，表示某基因在两种不同条件下平均表达水平相等，备选假设 $H_1 : \mu_1 \neq \mu_2$ 表示某基因在两种不同条件下平均表达水平有显著性差异，t 检验的计算公式为

$$t = \frac{\overline{x}_1 - \overline{x}_2}{\sqrt{s_1^2 / n_1 + s_2^2 / n_2}} \tag{2-6}$$

其中，均数 $\overline{x} = \sum_{j=1}^{n} x_{ij} / n_i$，方差 $s_i^2 = \frac{1}{n_i - 1} \sum_{j=1}^{n_i} (x_{ij} - \overline{x}_i)^2$，$n_i$ 为某一条件下的重复实验次数，x_{ij} 为某基因在第 i 个条件下第 j 次重复实验的表达水平测量值，$\overline{x}_i$ 表示

某基因在第 i 个条件下平均表达水平，s_i^2 表示某基因在第 i 个条件下的方差. 根据统计量 t 值，确定 p 值，设定假设检验水准为 α，若 $p < \alpha$，则拒绝零假设，认为某基因在两种不同条件下的表达差异具有统计学意义；反之，则接受零假设，认为某基因在两种不同条件下的表达无差异.

3. 方差分析法

方差分析(analysis of variance, ANOVA)法适用于基因在两种或多种条件下表达量的比较，它将基因在样本之间的总变异分解为不同条件下基因表达差异的组间变异和包括个体差异及测量带来的随机误差的组内变异两部分. 通过方差分析判断组间变异是否存在，如果存在则表明基因在不同条件下的表达有差异. 方差分析计算公式如下.

$$\mathrm{SS}_{总} = \sum_i \sum_j (x_{ij} - \overline{x})^2 , \quad \mathrm{SS}_{组间} = \sum_i n_i (\overline{x}_i - \overline{x})^2 , \quad \mathrm{SS}_{组内} = \sum_i \sum_j (x_{ij} - \overline{x}_i)^2 \quad (2\text{-}7)$$

其中 x_{ij} 为某基因在第 i 种条件第 j 个样本中的表达值；$\overline{x}$ 为该基因在所有样本中的平均表达值；$\overline{x}_i$ 为该基因在第 i 种条件下样本中的平均表达值，n_i 为该条件下的样本数.

计算均方，消除自由度的影响

$$\mathrm{MS}_{组间} = \frac{\mathrm{SS}_{组间}}{v_{组间}} , \quad \mathrm{MS}_{组内} = \frac{\mathrm{SS}_{组内}}{v_{组内}} \quad (2\text{-}8)$$

计算方差分析统计量

$$F = \frac{\mathrm{MS}_{组间}}{\mathrm{MS}_{组内}} \quad (2\text{-}9)$$

其中 $v_{组间} = k - 1$，$v_{组内} = N - k$，$v_{总} = v_{组间} + v_{组内} = N - 1$，$N$ 为样本的总个数，k 为条件数.

根据统计量 F 值，得到 p 值. 设定假设检验水准为 α，若 $p < \alpha$，则拒绝零假设，认为某基因在不同条件下的表达差异具有统计学意义；反之，则接受零假设，认为某基因在不同条件下的表达无差异. 如果想进一步区分组间的统计差异，则需要使用均值间的两两比较检验.

4. 信息熵法

当样本类别信息未知时，运用信息熵(entropy)进行差异表达的基因筛选，此时找到的差异基因并非指在两种不同条件下表达有差异的基因，而是指在所有条件下表达波动比较大的基因.

计算每个基因的信息熵

$$H = -\sum_{i=1}^{m} p_i \log p_i \qquad (2\text{-}10)$$

其中 p_i 表示某个基因表达值在某一段取值的概率(这里用某一段的频数值近似代替概率值), m 为离散的区段数. H 值越高, 说明该基因在这些条件下表达值的变异程度越大, 揭示该基因为差异表达基因.

5. SAM 法

利用 t 检验和方差分析进行差异基因筛选时, 存在多重假设检验的问题. 若芯片检测了 n 个基因, 整个差异基因筛选过程需要做 n 次假设检验, 若每次假设检验犯假阳性的概率为 p, 则在这个差异基因筛选过程中至少有一个基因是假阳性的概率 $P = 1 - (1 - p)^n$, 由于芯片检测的基因个数 n 较大, 从而导致假阳性率 P 的增大. 对于这种多重假设检验带来的放大的假阳性率, 需要进行纠正. 常用的纠正策略有 Bonferroni 校正, 控制 FDR(false discovery rate)值等.

SAM(significance analysis of microarrays)算法就是通过控制 FDR 值纠正多重假设检验中的假阳性率. 计算相对差异统计量 d

$$d = \frac{\overline{x}_1 - \overline{x}_2}{s + s_0} \qquad (2\text{-}11)$$

统计量 d 衡量了基因表达的相对差异, 是 t 统计量的修正. 判断基因是否有差异的阈值由调节参数 δ 决定, 可依据差异基因筛选的假阳性率确定 δ 值, 也可以通过选择倍数差异(fold change)阈值保证挑选出的差异基因的倍数差异至少满足预先指定的阈值.

2.4　基因芯片数据的聚类分析和分类分析

2.4.1　聚类分析

聚类分析是基于研究对象属性的相似性对研究对象进行分组的一种无监督的机器学习方法, 使组内样本相似, 组间样本差异. 通常聚类采用双向聚类, ①将研究对象定为样本, 基于基因表达相似性将基因表达相似的样本聚为一类; ②将研究对象定为基因, 衡量基因相似性的属性即是样本, 基于基因在样本空间中表达的相似性可以将基因进行聚类. 通过对样本聚类, 可以检测实验样本的杂交效能, 同时还可以识别样本的新亚型; 通过对基因聚类, 基因"类"通常涉及功能上相关的基因, 或参与同一个代谢通路, 或编码蛋白质复合物的成分等. 聚类分析应用于基因表达谱数据, 为复杂疾病的亚型识别、致病机制及分子标记的识别提供了有效的工具.

聚类分析中最主要的两个因素是评价研究对象相似性程度的距离(相似性)尺度(distance scale)和将研究对象分组的聚类算法(clustering algorithm).

1. 聚类分析中的距离(相似性)尺度函数

常用的表达相似性尺度有几何距离、线性相关系数、非线性相关系数和互信息等.

(1) 几何距离: 几何距离可以衡量研究对象在空间上的距离远近关系, 空间上相近的物体可以归为同一类, 而空间上较远的物体则归为不同类. 常见的几何距离函数为

$$d(x,y) = \left\{ \sum \left| x_i - y_i \right|^{\lambda} \right\}^{\frac{1}{\lambda}} \tag{2-12}$$

其中 x 和 y 分别为样本向量或基因向量, x_i 和 y_i 为对应的第 i 个分量.

当 $\lambda = 1$ 时, 为马氏 Manhattan(距离).

当 $\lambda = 2$ 时, 为欧氏 Euclidean(距离).

当 $\lambda = \infty$ 时, 为切氏 Chebyshev(距离), 即

$$d(x,y) = \text{Max}_i \left| x_i - y_i \right| \tag{2-13}$$

(2) 线性相关系数: 几何距离比较适合于衡量样本间的相似性, 或者基因在样本空间(如不同组织间)的相似性. 当基因表达数据是一系列具有相同变化趋势的数据时, 运用几何距离会丢失重要信息. 应用皮尔逊相关系数(Pearson correlation coefficient)可以衡量基因表达模式的相似性. 公式如下.

$$\gamma = \frac{1}{n} \sum_{i=1}^{n} \left(\frac{x_i - \bar{x}}{\sigma_x} \right) \left(\frac{y_i - \bar{y}}{\sigma_y} \right) \tag{2-14}$$

其中 $\bar{x}$ 为基因向量 x 的期望值, σ_x 为 x 的标准差, $\bar{y}$ 为基因向量 y 的期望值, σ_y 为 y 的标准差, n 为向量的维数, 即时间点数或样本个数.

(3) 非线性相关系数: 某些在功能上有相关关系的基因虽然在表达上不具有严格的线性相关关系, 但在时间点的波动趋势上却是相似的, 这种情况可以用斯皮尔曼秩相关系数(Spearman's rank correlation coefficient)来衡量基因间的距离. 公式如下.

$$\gamma = 1 - \frac{6 \sum d^2}{n(n^2 - 1)} \tag{2-15}$$

其中 d 为每对观察值 x_i 与 y_i 的秩次之差, n 为时间点数或样本个数.

(4) 互信息: 线性与非线性相关系数都只能衡量基因间的单调相关关系, 对于

那些在整个时间序列上基因间的表达没有单调升降关系的, 可以用互信息衡量相似关系.

$$\gamma = H(x) - H(x \mid y) \tag{2-16}$$

其中 $H(x)$ 表示 x 的熵, $H(x \mid y)$ 表示 x 的条件熵.

2. 聚类分析中的聚类算法

基因芯片数据分析中常用的聚类算法有层次聚类、k 均值聚类及双向聚类算法.

(1) 层次聚类: 层次聚类(hierarchical clustering)算法将研究对象按照它们的相似性关系用树形图进行呈现, 进行层次聚类时不需要预先设定类别个数, 树状的聚类结构可以展示嵌套式的类别关系. 如图 2-3 所示.

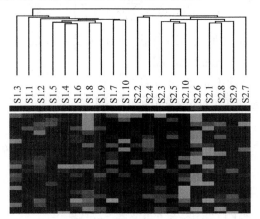

☞ 扫码看图

图 2-3　层次聚类树形图

层次聚类可以自下而上从单个点作为个体簇开始, 每一步合并两个最邻近的簇, 按层次形成, 也可以自上而下从一个包含所有点的簇开始, 每一步分裂一个簇, 直到仅剩下单点簇为止.

在层次聚类中, 类的合并和分解按照一定的距离函数度量. 常用的类间度量方法有最小距离(single linkage)法、最大距离(complete linkage)法、平均距离(average linkage)法和质心距离(centroid linkage)法, 如图 2-4 所示.

(2) k 均值聚类: k 均值聚类是根据聚类中的均值进行聚类划分的分割算法, 目的是使各个样本与所在类均值的误差平方和达到最小. 该算法适用于各种数据类型, 受初始化问题的影响较小, 算法简单, 运算速度较快. 具体的分析流程(图 2-5)如下.

① 初始化类中心, 随机选定 k 个类中心, 例如, 可选取 k 个研究对象作为类中心.

② 计算每个对象与这些类中心的距离, 并根据最小距离重新对相应对象进行划分.

③ 重新计算每类样本的均值, 作为更新的类中心.

④ 循环上述流程②至③, 直到每个聚类不再发生变化.

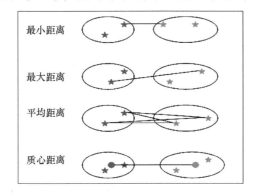

图 2-4　层次聚类常用的类间度量尺度

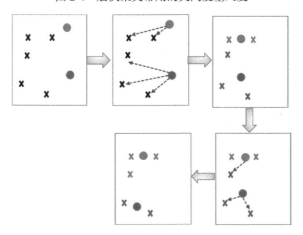

图 2-5　k 均值聚类的分析流程

k 均值聚类可以看作是个优化问题, 它的优化目标是最小化类内样本两两间的距离之和.

$$w(C) = \frac{1}{2} \sum_{c=1}^{k} \sum_{C(i)=C(j)=c} d_E(x_i, x_j)^2 \tag{2-17}$$

这里 x_i 和 x_j 分别是属于同一个类别中的样本, $d_E(\cdot)$ 为欧氏距离函数, $C(i)$ 和 $C(j)$ 分别是样本 x_i 和 x_j 的类别, k 为类别数, C 为类结构. 每个类中的数据与每个聚类中心做差的平方和达到最小, 意味着分割的效果最好.

2.4.2　分类分析

基因芯片数据的分类分析是一种有监督的机器学习方法，分类分析一般是单向的，即以基因为属性，构建分类模式对样本的类别进行预测. 目前常用的分类方法有线性判别分析(Fisher 线性判别)、k 近邻分类法、支持向量机(Support Vector Machine, SVM)分类法、贝叶斯分类器、人工神经网络分类法、决策树与决策森林法等. 下面主要介绍 k 近邻分类法、贝叶斯分类器、分类决策树.

1. k 近邻分类法

k 近邻分类(k-nearest neighbor, KNN)法的思路是如果一个样本在特征空间中的 k 个最相似(即特征空间中最邻近)样本中的大多数属于某一个类别，则该样本也属于这个类别. KNN 算法中，所选择的邻居都是已经正确分类的对象. 该方法在定类决策上只依据最邻近的一个或者几个样本的类别来决定待分类样本所属的类别. 具体步骤如下.

1) 选取已知类别标签构建训练样本集合 x.

2) 根据具体问题设定 k(k 为奇数)的初值. 一般是先确定一个初始值，然后根据实验结果不断调试，最终达到最优.

3) 计算已知类别样本与待分类样本的欧氏距离，在训练样本集中选出与待测样本 x 最近的 k 个样本.

4) 设 $y_1, y_2, \cdots, y_k$ 表示与 x 距离最近的 k 个样本，k 个邻居中分别属于类别 $L_1, L_2, \cdots, L_l, \cdots, L_c$ 的样本个数为 $n_1, n_2, \cdots, n_l, \cdots, n_c$，包含样本最多的那个类别即为待分类样本 x 的预测.

2. 贝叶斯分类器

贝叶斯分类器(Naive Bayesian Classifier)是用于分类的贝叶斯网络. 其分类原理是通过某对象的先验概率，利用贝叶斯公式计算出其后验概率，即该对象属于某一类的概率，选择具有最大后验概率的类作为该对象所属的类，即贝叶斯分类器是最小错误率意义上的优化. 应用贝叶斯网络分类器进行分类，主要分为两个阶段：贝叶斯网络分类器的学习，即从样本数据中构造分类器；贝叶斯网络分类器的推理，即计算类节点的条件概率，对分类数据进行分类.

(1) 最小错误概率贝叶斯分类器：通过以下方法将代表模式的特征向量 x 分到 k 个类别($\omega_1, \omega_2, \cdots, \omega_k$)中某一类：①计算在 x 的条件下，该模式属于各类的概率 $P(\omega_1|x, \omega_2|x, \cdots, \omega_k|x)$. ②比较这些条件概率，最大数值所对应的类别 ω_i 就是该模式所属的类. 分类器在比较后验概率时，对于确定的输入 x，$P(x)$ 是常数，因此在实际应用中，不是直接用后验概率作为分类器的判决函数，而是对所有的 k

个类计算其判决函数, 与判决函数中最大值相对应的类别就是 x 的所属类别.

(2) 贝叶斯网络分类器: 贝叶斯网络中应包含类节点 K, 其中 K 的取值来自于类集合 $(\omega_1, \omega_2, \cdots, \omega_m)$, 还包含一组节点 $X = (X_1, X_2, \cdots, X_n)$ 表示用于分类的特征. 对于贝叶斯网络分类器, 若某一待分类的样本 S, 其分类特征值为 $x = (x_1, x_2, \cdots, x_n)$, 则样本 S 属于类别 ω_i 的概率 $P(K = \omega_i | X_1 = x_1, X_2 = x_2, \cdots, X_n = x_n)$ $(i = 1, 2, \cdots, m)$ 满足

$$P(K = \omega_i | X = x) = \mathrm{Max}\left\{P(K = \omega_i | X = x), i = 1, 2, \cdots, m\right\} \tag{2-18}$$

3. 分类决策树

决策树(decision tree)是一种多级分类器, 它可以将一个复杂的多类别分类问题转化成若干个简单的分类问题来解决. 决策树分类器呈一个树状的结构(可以是二叉树或非二叉树), 内部节点上选用一个属性进行分割, 每个分叉都是分割的一个部分, 叶子节点可表示样本的一个分布.

决策树的构造采用自上而下的递归分割, 从根节点开始, 若训练集中所有观测是同类的, 则将其作为叶子节点, 节点内容即是该类别标记. 否则, 根据某种策略选择一个属性(如基因), 按照属性的各个取值, 把训练集划分为若干个子集合, 使得每个子集上的所有叶子在该属性上具有同样的属性值. 然后再依次递归处理各个子集, 直到符合某种停止条件.

构造决策树的关键性内容是进行属性选择度量, 即在每一个分割节点确定选择哪个基因, 以及该基因的哪种分割方式对样本进行分割, 这需要通过分割准则衡量使用哪个基因更合理. 分割准则主要包括有 Gini 指数、信息增益等.

(1) Gini 指数变化($\Delta\mathrm{Gini}$): Gini 指数是用来测量节点纯度的指标, 对于某节点 N 的 Gini 指数定义为

$$\mathrm{Gini}(N) = 1 - \sum_{j=1}^{k} p_j^2 \tag{2-19}$$

其中 p_j 是指第 j 类在某节点中的概率, 即某节点中属于第 j 类的样本的频率. k 指分类变量的类别. 一个完全纯的节点 Gini 指数为 0, Gini 指数越大说明节点越不纯.

如果节点 N 分成两子节点 N_1 和 N_2, 则 Gini 指数变化

$$\Delta\mathrm{Gini} = \mathrm{Gini}(N) - \left(\frac{n_1}{n}\mathrm{Gini}(N_1) + \frac{n_2}{n}\mathrm{Gini}(N_2)\right) \tag{2-20}$$

其中 $\mathrm{Gini}(N_1)$ 和 $\mathrm{Gini}(N_2)$ 为子节点 N_1 和 N_2 的 Gini 指数, n 为节点 N 中样本的个数, n_1 和 n_2 分别为节点 N_1 和 N_2 中样本的个数. 选取 $\Delta\mathrm{Gini}$ 最大的作为分割的基

因及对应的分割方式.

(2) 信息增益: 该指标运用分割前后熵值的变化衡量节点纯度的变化. 对于某节点 N 信息熵的定义为

$$H(N) = -\sum_{j=1}^{k} p_j \log_2 p_j \qquad (2\text{-}21)$$

其中 p_j 是指第 j 类在某节点中的概率, k 指分类变量的类别. 熵值越大说明节点越不纯.

如果节点 N 分成两子节点 N_1 和 N_2, 则信息增益为

$$\text{Gain} = H(N) - \left(\frac{n_1}{n} H(N_1) + \frac{n_2}{n} H(N_2) \right) \qquad (2\text{-}22)$$

选择信息增益最大的作为分割的基因及对应的分割方式.

通过上述方法生成的决策树对训练集的准确率往往可能达到100%, 但其结果却会导致过拟合(对信号和噪声都适应), 建立的树模型不能很好地推广到总体中的其他样本, 因此需要对树进行剪枝. 剪枝方法主要有前剪枝和后剪枝. 前剪枝即在树的生长过程中通过限定条件停止生长; 后剪枝即在长成一棵大树后, 从下向上进行剪枝.

2.4.3　分类模型的分类效能评价

在分类的过程中, 运用重抽样方法(re-sampling)把样本集合分为训练集(training set)和检验集(testing set). 训练集用于分类模型的构建, 检验集用来检验分类模型的分类性能, 评价分类效能的好坏.

1. 重抽样方法

(1) n 倍交叉验证(n-fold cross validation): 随机将样本集分为近似的 n 等份, 选取一份作为检验集, 余下的 $n-1$ 份作为训练集, 循环 n 次. 这种方法产生不相重叠的训练集和检验集.

(2) Bagging(bootstrap aggregating): 在原训练集上采用有放回抽样, 每次随机抽取小于或等于原训练集大小的集合(称这种集合为原训练集的副本), 基随机抽样的数目与原训练集大小一致时每一副本训练集理论上包含原训练集的 63.2%的样本, 其余的为重复抽取的样本. 由该副本作为训练集, 余下的样本作为检验集.

(3) 无放回随机抽样: 每次抽取样本集的 $1/n$ 作为检验集, 余下的样本集作为训练集.

(4) 留一法交叉验证(leave-one-out cross validation, LOOCV): 该方法每次随机留出一个样本作为检验集, 余下的样本作为训练集.

2. 分类效能指标

(1) 灵敏度(sensitivity)：$\dfrac{TP}{TP+FN}$.

(2) 特异性(specificity)：$\dfrac{TN}{TN+FP}$.

(3) 阳性预测率(positive predictive value)：$\dfrac{TP}{TP+FP}$.

(4) 阴性预测率(negative predictive value)：$\dfrac{TN}{TN+FN}$.

(5) 均衡正确率(balanced accuracy)：$\dfrac{1}{2}\left(\dfrac{TP}{TP+FN}+\dfrac{TN}{TN+FP}\right)$.

(6) 正确率(correct or accuracy)：$\dfrac{TP+TN}{TP+TN+FP+FN}$.

其中 TP 表示真阳性(true positive)，即样本标签为阳性类，分类模型也正确地将之判断为阳性类的样本个数；TN 表示真阴性(true negative)，即样本标签为阴性类，分类模型也正确地将之判断为阴性类的样本个数；FP 表示假阳性(false positive)，即样本标签为阴性类，而分类模型却将之判断为阳性类的样本个数；FN 表示假阴性(false negative)，即样本标签为阳性类，而分类模型却将之判断为阴性类的样本个数.

2.5　基因芯片数据的常用分析软件

2.5.1　R 语言和 BioConductor

R 语言是一种计算机程序设计语言，也是一个开放式的软件开发平台，它具有强大的数学统计分析和科学数据可视化功能. 绝大多数的统计算法和数学建模都能找到相应的 R 语言软件包. BioConductor 就是基于 R 语言，面向基因芯片数据分析的应用软件集合，它提供了各种程序包用于分析来自不同平台的数据，包括 Affymetrix(3'-biased、Exon ST、Gene ST、SNP、Tiling 等)芯片、Illumina 芯片、Nimblegen 芯片、Agilent 芯片以及其他单色或双色技术平台产生的数据，支持分析表达谱数据、外显子组数据、SNP(Single Nucleotide Polymorphism，单核苷酸多态性)、甲基化等. BioConductor 包可进行数据预处理、质量评估、差异基因表达、分类和聚类、富集分析等(表 2-2). 同时，BioConductor 还提供很多资源的接口，如 GEO、ArrayExpress、BioMart、Genome Browsers、GO、KEGG 等数据库或注解资源.

表 2-2　BioConductor 包简介

数据包类型	描述	包含的软件包类型
预处理数据包	在探针水平上对微阵列实验数据进行各种形式的预处理	affy 包提供一系列分析算法及一组绘图函数 affydata 包提供 DILUTION 数据集中的 4 块芯片的数据 affypdnn 采用探针位置依赖最邻近法(PDNN 算法)计算基因表达数据 affyPLM 包应用一种鲁棒的探针水平模型计算基因表达数据 gcrma 包使用 RMA 方法并结合探针序列信息分析微阵列的探针水平数据,并计算基因表达数据 annaffy 包提供 Affymetrix 分析结果与其他 Web 数据库之间的接口 marray 包用于 cDNA 微阵列数据的诊断性作图和归一化处理 matchprobes 包计算微阵列上的探针序列和相关信息 vsn 包中含有一种针对微阵列数据的特殊预处理方法,用于微阵列探针水平数据的校正处理和图形化分析
数据分析包	用于分析微阵列数据,研究基因之间的关系;研究样本之间的关系;识别差异基因	daMA 包中含有一组函数,主要应用于设计双色因子微阵列实验,并对相关的实验结果数据进行统计分析 edd 包提供图形化方法和模式识别算法,对基因进行分类 factDesign 采用线性模型的方法筛选某条件下的目的基因 genefilter 使用过滤函数对基因进行连续筛选 globaltest 主要分析与临床参数相关的一组显著性基因 gpls 使用 GPLS(广义偏最小二乘法)算法对 DNA 微阵列实验数据进行分类 multtest 用于控制 FWER 和 FDR(假发现率)的多重检验步骤 pamr 包对基因表达数据进行分类,提供各种基于最临近法、缩小质心法等统计方法的样本分类函数,同时提供分类结果的显示工具 limma 包提供读取微阵列数据和基因信息的基本函数 ROC 包是与 ROC 曲线相关的 R 语言的类和函数的集合,这些函数对 DNA 芯片实验进行 ROC 分析 siggenes 识别差异表达基因并估计检出率

2.5.2　BRB-ArrayTools 基因芯片数据预处理软件

基因芯片数据预处理常用的软件是 BRB-ArrayTools,该软件能够处理不同芯片平台单、双通道的表达谱数据,其基本功能有数据可视化、标准化处理、差异基因筛选、聚类分析、分类预测、生存期分析、基因富集性分析等.BRB-ArrayTools还可以通过基因的 CloneID、GenBank 号、UniGene 号连接至 NCBI 数据库,或者通过芯片的 ProbesetID 连接至 NetAffy 站点获取探针的详细信息,进行基因的功能注释. ArrayTools 以 Excel 插件的形式呈现,用户界面友好,计算由 Excel 外部的分析工具完成. ArrayTools 软件可以通过 http://linus.nci.nih.gov/～brb/download.html 下载安装.

2.5.3　SAM 差异表达分析软件

SAM(Significance Analysis of Microarrays)软件是斯坦福大学开发的一款进行

差异基因挑选的免费软件. SAM 软件的最新版本不仅可以进行基因富集分析、基因集分析, 也能对 RNA-Seq 数据进行分析(用 SAMSeq 方法), 可通过 http://statweb. stanford.edu/~tibs/SAM/注册、下载后, 在 Excel 环境下以插件的方式运行. 下面以阿尔茨海默病患者和正常老年人大脑内侧颞回(middle temporal gyrus,MTG)的 Affymetrix 芯片 GSE5281 数据为例, 具体操作步骤如下.

(1) 将经过处理的标准化数据在 Excel 中打开并选中所有数据, 在 Excel 菜单的加载项中找到 SAM, 运行 SAM 得到设定参数的界面(图 2-6), 在此我们选择两类非配对样本做统计检验, 选择随机 100 次以获得统计量 d 值相应的 p 值, 也可以按照需要选择更大的随机次数, 其余参数可选择默认值, 点击"OK", 弹出 SAM Plot Controller 窗口(图 2-7).

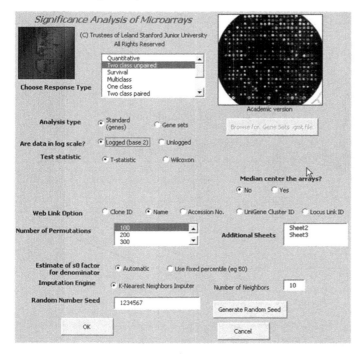

☞ 扫码看图

图 2-6　SAM 的参数设定

(2) 在 SAM Plot Controller 窗口设定 Fold Change 值和 Delta 值来控制差异表达分析的结果, 点击"List Delta Table"可以获得 Delta 值与 Fold Change 值的对应关系. 本例找到 FDR 为 0.01 时对应的 Delta 值为 0.68, 然后输入 Delta 值, 点击"List Significant Genes"就得到了相应的 FDR 小于 0.01 的差异表达基因, 共选出 2209 个在阿尔茨海默病患者和正常人脑组织中表达发生显著性改变的基因.

(3) 以图形化方式"SAM Plotsheet"对结果进行展示(图 2-8), 其中显示了差异表达基因的期望得分与观察得分的关联关系，上调基因用浅色表示，下调基因用深色表示.

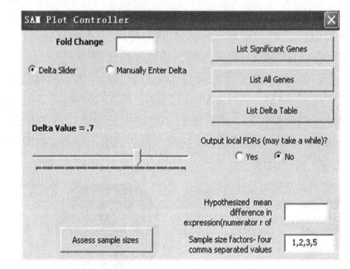

☞扫码看图

图 2-7　SAM Plot Controller

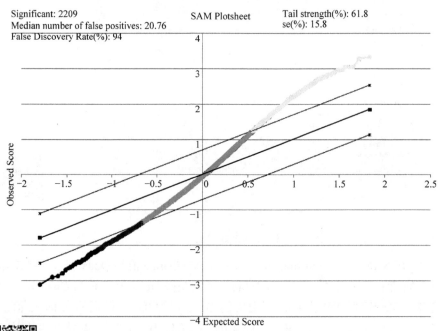

图 2-8　SAM 运行结果示意图

☞扫码看图

2.5.4　聚类分析软件 Cluster 和 TreeView

Cluster 和 TreeView 是对基因芯片进行聚类分析和可视化的工具. Cluster 提供了多种聚类算法,同时还能够在聚类之前对数据进行过滤和标准化等处理,图 2-9 显示了 Cluster 的分析界面,具体操作步骤如下.

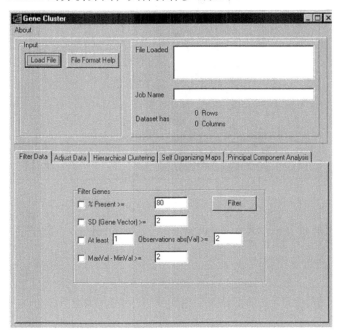

☞扫码看图

图 2-9　Cluster 软件界面

(1) 数据导入、Cluster 只接受以 Tab 键为分隔符的数据格式,如 Excel,通过点击"File Format Help"可以得到输入格式的说明;在输入表格中行代表基因,列代表样本或是不同的观察,通过"Filter Data"和"Adjust Data"两项对数据进行调整和过滤.

(2) 数据的校正,目的是更好地反映出各样本中基因表达值相对于基因平均表达值的高低,需要对数据进行中心化处理,即将基因表达值减去其所在行、列的基因表达的均值或中值.

(3) 选择单向或双向聚类分析. Cluster 可以通过 http://bonsai.hgc.jp/~mdehoon/software/cluster/software.html 下载安装.

TreeView 能够以热图和系统树图的方式可视化聚类结果. 聚类结果会产生三种格式的文件:.gtr/.atr 格式文件分别记录了对基因和样本聚类的过程,.cdt 格式文件记录了聚类的结果,即可以用来可视化为热图的结果. 图 2-10 显示了聚类结果的树形结构.

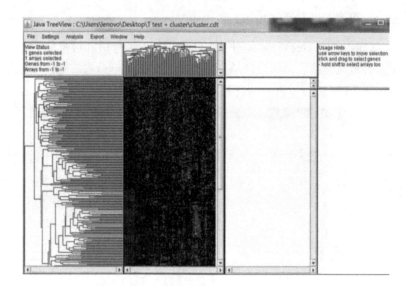

扫码看图

图 2-10　Java TreeView 示意图

TreeView 可以通过 http://www.treeview.net/tv/download.asp 下载安装.

第3章 基因注释与功能分析

随着生物信息学的发展，对于基因上下游及其功能的分析变得尤为重要. 目前，研究者主要借助于各种数据库和分析平台来推动这种研究. 当前使用最多的数据库主要是专注于基因功能学研究的基因本体(gene ontology, GO)数据库和京都基因与基因组百科全书(Kyoto encyclopedia of genes and genomes, KEGG)数据库. 所采用的分析工具主要是富集分析，通过研究一组相关的基因在某些功能或者通路上是否出现了聚集现象，以获取更有意义的功能信息，帮助我们进一步了解和预测基因的某些功能. 通过富集分析实现快速有效的基因注释，对进一步研究基因的表达调控机制，研究基因在生物体代谢通路中的地位，分析基因、基因产物与疾病之间的关系，从基因组角度解释生物学实验的结果，预测和发现基因功能具有重要的意义.

本章从 GO、KEGG 两个数据库和富集分析两部分来介绍基因注释和功能分析.

3.1 基因注释数据库

3.1.1 GO 数据库

GO 数据库是 GO 组织(Gene Ontology Consortium)在 2000 年构建的一个结构化的标准生物学模型，旨在建立基因及其产物知识的标准词汇体系，涵盖了基因的分子功能(molecular function)、生物学过程(biological process)和细胞组分(cellular component)三部分内容，网址：http://www.geneontology.org，数据库首页如图 3-1 所示.

GO 中的术语系谱(term lineage)记录了 GO 数据库中全部分子功能所处的位置和关系. 分子功能大部分指的是单个基因产物的功能，还有一小部分是此基因产物形成的复合物的功能，功能的义项包括催化活性、转运活性、结合活性等，狭义的定义包括腺苷酸环化酶活性、钟形受体结合活性等. 生物学过程是由分子功能有序地组成的，具有多个步骤的过程，如细胞生长和维持、信号传导，具体包括嘧啶代谢或 α-配糖基的运输等. 一个生物学过程并不完全和一条生物学通路相等，因此 GO 并不涉及通路中复杂的机制和所依赖的因素. 细胞组分指基因产物位于何种细胞器或基因产物组中(如糙面内质网、细胞核、核糖体、蛋白酶体等).

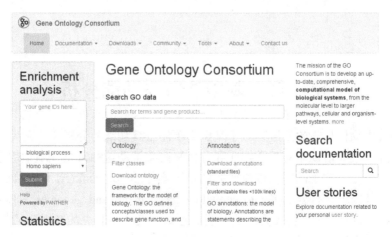

图 3-1　GO 数据库首页

GO 强大的注释(annotation)体系使得其受关注度越来越高，是研究人员研究基因功能、基因产物的重要工具. 那么，GO 中的术语和相对应的基因产物是怎样联系的呢？这是由参与合作的数据库来完成的，它们使用 GO 的定义方法，对所包含的基因产物进行注解，并且提供支持这种注解的参考和证据. 每个基因或基因产物都会有一个列表，列出与之相关的 GO 术语. 数据库会给出这些基因产物和 GO 术语的联系数据库，可以在 GO 的 FTP 站点和 Web 页面上查询到. 此外，GO 联合会也提供了简化的本体论术语(GO slim)，这样可以在更高级的层面上研究基因组的功能，如粗略地估计哪一部分的基因组与信号传导、代谢合成或复制有关. GO 对基因和蛋白的注释阐明了基因产物与用于定义它们的 GO 术语之间的关系. 基因产物是指一个基因编码的 RNA 或蛋白产物. 因为一个基因可能编码多个具有不同性质的产物，所以 GO 推荐的注释是针对基因产物的而不是基因的.

在 GO 数据库中，一个基因是和所有适用于它的术语联系在一起的. 一个基因产物可以被一种本体论定义的多种分支或多种水平注释. GO 通过控制注释词汇的层次结构使研究人员能够从不同层面查询和使用基因注释信息. 从整体上来看 GO 注释系统是一个有向无环图(directed acyclic graphs)，包含三个分支，即生物学过程、分子功能和细胞组分.

注释系统中每一个节点(node)都是对基因或蛋白的一种描述，节点之间保持严格的关系，即"is a"或"part of". 注释需要反映在正常情况下此基因产物的功能、生物途径、定位等，而并不包括其在突变或病理状态下的情况.

在 GO 的主页上，可直接按基因、蛋白质等数据进行查询，同时，主页上也提供了下载功能，可以下载本体论文件、注释文件等进行后续分析.

3.1.2　KEGG 数据库

KEGG 数据库是系统分析基因功能、基因组信息的数据库，它整合了基因组学、生物化学及系统功能组学的信息，有助于研究者把基因及表达信息作为一个整体网络进行研究，网址：http://www.genome.jp/kegg/，数据库首页如图 3-2 所示.

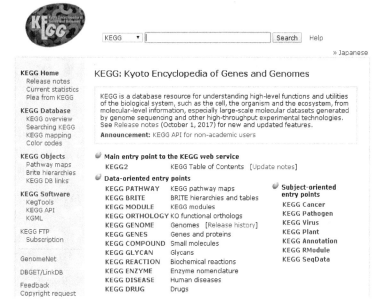

图 3-2　KEGG 数据库首页

KEGG 中的通路(pathway)是根据相关知识手绘的，即人工以特定的语言格式来确定通路各组件的联系，基因组信息主要是从 NCBI 等数据库中得到，除了有完整的基因序列外，还有没完成的草图. 另外，KEGG 中有一个专有名词 KO(KEGG orthology)，它是蛋白质(酶)的一个分类体系，序列高度相似并且在同一条通路上有相似功能的蛋白质被归为一组，然后打上 KO(或 K)标签.

目前 KEGG 共包括 19 个子数据库，分为系统信息、基因组信息和化学信息三个类别. 最常用的数据库如下.

1. GENES 数据库

GENES 数据库(GENES database)，即基因数据库，含有完整的基因组和部分测序的基因组序列. 包括细菌、蓝藻、真核生物(如人、小鼠、果蝇)等生物体的基因序列. 基因数据库含有关于每个基因的最低限度的信息，并且在不断地更新和改进，同时还可作为通往其他相关信息的路径.

2. PATHWAY 数据库

PATHWAY 数据库(PATHWAY database)，即通路数据库，储存了基因功能的相关信息，通过图形来表示细胞内的生物学过程，如代谢、膜运输、信号传导和细胞的生长周期. 在通路数据库中，有一部分由直系同源组群表组成的保守的亚通路(通路基序)信息. 亚通路是由染色体位置偶联的基因编码的，对预测基因的功能有很大的作用.

(1) 代谢通路：目前在通路数据库中代谢通路是建立的最好的，每个参考代谢通路是一个由酶或 EC 号组成的网络. 利用如下方法可通过计算机构建出生物体特有的代谢通路：先根据基因的序列相似性和位置相关性确定基因组中酶的基因，然后合理地安排 EC 号，最后将基因组中的基因和参照通路中用 EC 号编号的基因产物结合起来.

(2) 蛋白-蛋白反应：KEGG 通路表达的重点是由基因产物构成的网络，其中包含大多数蛋白和功能性 RNAs. 代谢通路是蛋白-蛋白的间接相互作用(实际上是酶-酶相互作用)形成的网络. 而调节通路是蛋白-蛋白的直接相互作用(如结合、磷酸化)和另一种蛋白-蛋白的间接相互作用(通过基因表达与转录因子及基因的翻译产物相关联)构成的网络. 一般蛋白-蛋白的相互作用包括了上面所述的这三种形式的相互作用. 它是一个抽象的网络，但是它在与基因组信息的连接中起到关键作用，这样网络中的节点(基因产物)与基因织中的节点(基因)就可以直接相连. 有了这样一个蛋白-蛋白相互作用的网络，就可以增加手工绘制的参考通路图了.

3. LIGAND 数据库

LIGAND 数据库(LIGAND database)，即配体数据库，包括了细胞内的化学复合物、酶分子和酶反应的信息. 这个数据库主要用来查找与目标类似的复合结构、多糖结构等.

在 KEGG 的这些数据库中，KEGG 提供的整合代谢通路查询功能非常强大，包括碳水化合物、核苷酸、氨基酸等代谢及有机物的生物降解，不仅提供了所有可能的代谢通路，还对催化各步反应的酶进行了全面的注解，包含其氨基酸序列、到 PDB 数据库的链接等. 此外，KEGG 还提供基于 Java 的图形工具访问基因组图谱、比较基因组图谱和操作表达图谱，以及其他序列比较、图形比较和通路计算的工具.

KEGG 通常被看作是生物系统的计算机表示，它囊括了生物系统中的各个对象与对象之间的关系. 在分子层面、细胞层面、组织层面都可以对数据库进行检索. 因此，KEGG 数据库是进行生物体内代谢分析、代谢网络分析等研究的强有力的工具之一.

在 KEGG 的主页上(图 3-2)，可直接按基因、疾病等数据进行查询，同时，主页上也提供了 FTP 下载链接，可以把通路数据库、配体数据库等文件下载之后，进行后续分析.

3.2　基因富集分析算法及软件实现

3.2.1　基因富集分析算法简介

基因富集分析是应用生物信息数据库和统计工具，将目标基因富集到已知功能的生物学通路和模块上，从生物学角度深入分析疾病的发生及发病机制. 基因富集分析的目的是筛选出两组或多组间表达水平有差异的基因集，即富集基因集，它是单个基因研究的自然扩展. 基于不同的算法，当前基因富集分析可以分为三类：单一富集分析(singular enrichment analysis, SEA)、基因集富集分析(gene set enrichment analysis, GSEA)与模块富集分析(modular enrichment analysis, MEA).

SEA 是最传统和应用最广泛的富集分析方法，它在单基因分析选出差异表达基因列表的基础上，计算每个功能基因集被富集到的概率，富集 P 值的计算方法主要有 Fisher 精确检验、超几何分布和卡方检验(χ^2 检验)等，常用的 DAVID(the database for annotation, visualization and integrated discovery)、GOstat(Gene-Ontology statistics)和 EASE (expression analysis systematic explorer)等工具都属于此类富集算法. GSEA 主要用于分析两分组实验的表达谱数据，它不预先选出差异表达的基因，而是对所有基因按照两组间的 t 统计量或者基因与表型的相关性进行排序，然后用经过排序的所有基因列表计算每个功能基因集合的最大富集得分 MES，最后用 Kolmogorov-Smirnov test、permutation、Z-score 等检验方法计算每个功能集合的富集 P 值. GSEA 和 PAGE(parametric analysis of gene set enrichment)等属于此类富集分析方法. MEA 继承了 SEA 的主要思想，需要预先选定感兴趣的基因列表，但是在计算富集 P 值时考虑了节点间或者基因间的关系，因而此方法的优点是考虑了节点间或者基因间关系的生物学意义. Ontologizer 和 topGO 等属于此类富集分析算法. SEA 和 MEA 都需要预先选定感兴趣的基因列表，GSEA 富集分析则使用全部基因.

目前富集分析方法主要是 GSEA 算法和基于超几何分布的算法. GSEA 的思想是根据基因与表型的相关性先对基因按秩进行排序，然后检验功能集中的基因在经过排秩的基因列表中是随机排列还是主要集中在列表的顶部或者底部. 但是，GSEA 算法需要预知样本的基因表达值，而用超几何分布计算时不需要表达值. 这里我们主要介绍统计分析里常用的 Fisher 精确检验算法.

Fisher 精确检验算法利用超几何分布的原理推断每个基因集中的目标基因(ADR 基因)的比例是否与整个基因组中目标基因(ADR 基因)的比例相同. 包括两个原假设：①基因是否为目标基因；②基因是否属于功能基因集(如 GO Term). 基于 Fisher 精确检验的数据表如表 3-1 所示.

表 3-1　Fisher 精确检验中用到的数据表

	ADR 基因	非 ADR 基因	合计
功能基因集	n_{11}	n_{12}	M
非功能基因集	n_{21}	n_{22}	$N-M$
合计	K	$N-K$	N

注：N 表示全基因组中基因总数，M 表示功能基因集中的基因个数，K 表示 ADR 基因数目.

Fisher 得分表示 k 个 ADR 基因中至少有 x 个被功能基因集注释的概率，用下面这个公式计算：

$$p = 1 - \sum_{i=0}^{x-1} \frac{\binom{M}{i}\binom{N-M}{K-i}}{\binom{N}{K}}$$

例如，我们要研究药物 drug 相关基因和功能 Term 之间的相关性，可以按下面两种情况(表 3-2、表 3-3)与表 3-1 相对应，其他分析与此两者类似.

表 3-2　Fisher 精确检验在药物分析中对应的数据表

	drug 显著基因	非 drug 显著基因	合计
功能基因集	n_{11}	n_{12}	M
非功能基因集	n_{21}	n_{22}	$N-M$
合计	K	$N-K$	N(全基因组个数)

表 3-3　Fisher 精确检验在 miRNA 靶基因分析中对应的数据表

	miRNA 靶基因	非 miRNA 靶基因	合计
功能基因集	n_{11}	n_{12}	M
非功能基因集	n_{21}	n_{22}	$N-M$
合计	K	$N-K$	N(所有 miRNA 靶基因个数)

当样本量较大时，可用 χ^2 检验代替 Fisher 精确检验法. χ^2 检验的 P 值为相应的 Fisher 得分，有研究表明 χ^2 检验比 Fisher 精确检验法更为稳健、效能更高. Fisher 精确检验法适用于四格表中至少有一格理论频数小于 5 的情况.

3.2.2　基因功能和信号通路富集分析

富集分析可以用来展示某一组基因(一般是单个样品上调或下调的基因)倾向

参与哪些功能类群和代谢通路, 对从整体理解这些基因的功能和潜在的调控意义具有指导作用. 在差异基因的功能和信号通路富集分析中, 主要有 GO 功能分析和 pathway 分析. 通过 GO 功能分析可以了解差异基因富集在哪些生物学功能、途径或者细胞定位. pathway 指代谢通路, 对差异基因进行 pathway 分析, 可以了解实验条件下显著改变的代谢通路, 在代谢机制研究中尤为重要. GO 功能分析好比是将基因分门别类放入一个个功能类群, 而 pathway 分析则是将基因具体放到代谢网络中的指定位置.

基因功能和信号通路富集分析的工具很多, 如 GSEA、R、DAVID 等. 这里以目前应用较为广泛的 DAVID 为例对基因集进行富集分析.

1. 富集分析软件简介

DAVID 是一个生物信息综合数据库, 它整合了多种生物学数据和分析工具, 为大规模的基因或蛋白列表(成百上千个基因 ID 或者蛋白 ID 列表)提供系统综合的生物功能注释信息, 帮助用户从中提取生物学信息. 此工具于 2003 年发布, 目前版本能够将输入的基因关联到生物学注释上, 进而从统计的层面, 在数千个关联的注释中, 找出最显著富集的生物学注释.

DAVID 需要用户提供感兴趣的基因列表, 在背景基因集里使用软件提供的分析工具提取该列表中含有的生物信息. 基因列表和背景基因集的选取对分析结果至关重要.

(1) 基因列表: 这个基因列表可能是上游的生物信息分析产生的基因 ID 列表. 对于富集分析而言, 一般情况下, 大量的基因组成的列表有更高的统计意义, 对富集程度高的特殊 Terms 有更高的敏感度. 富集分析产生的 P 值在相同或数量相同的基因列表中具有可比性.

(2) 输入格式: DAVID 对于基因列表的格式要求为每行一个基因 ID 或者基因 ID 以逗号分隔开, 基因列表的质量会直接影响到分析结果. 一般来说, 一个有效的基因列表需要满足以下要求:

① 包含大多数与研究目的相关的重要基因(如标识基因).

② 基因的数量不能太多或者太少, 一般为 100~10 000 个.

③ 大部分基因可以较好地通过统计筛选, 例如, 在控制组和对照组样品间选择显著差异表达基因时, 使用的 t-test 标准: fold changes ≥2 且 P 值 ≤0.05.

④ 大部分上下调的基因都涉及特定的某一生物过程, 而不是随机地散布到所有可能的生物过程中.

⑤ 一个有效的基因列表比起随机产生的一个基因列表, 应该含有更丰富的生物信息.

⑥ 在同样的条件下，列表具有高度可重复性.

⑦ 高通量数据的质量能够被其他独立的实验证实.

通常情况下，基因列表能够满足上述大部分的要求即可.

(3) 基因背景：在研究中，如果某生物过程出现异常，那么通过高通量筛选技术对该生物过程共同起作用的基因将有更大的可能性被筛选为相关的一组，富集分析正是以此理论为基础. 为检测富集的程度，必须选取一个背景基因集来进行对比. 背景基因集的选取有一个指导原则，就是必须构建一个足够大的、可能涉及的所有基因的集合. 用户一般可以选择使用默认的背景文件(默认为该物种的所有基因)，或者上传一个基因列表文件作为背景基因集. 下面介绍 DAVID 软件具体的分析过程.

2. DAVID 具体分析过程

DAVID 具体的分析过程如下.

(1) 首先登录到 DAVID(http://david.abcc.ncifcrf.gov/)的首页(图 3-3). 点击页面顶端的 "Start Analysis"，在弹出页面(图 3-4)的左边有一个面板 "Gene List Manager"，在该面板的 "Upload" 标签下提交基因列表(可以将基因列表粘贴到输入窗口或者以文件形式上传)，接着选取输入基因列表的 ID 类型，最后确定列表的类型，是基因列表还是作为背景文件. 点击 "Submit List" 提交，进入分析.

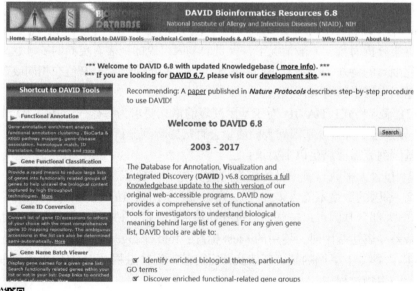

图 3-3　DAVID 网站首页

☞ 扫码看图

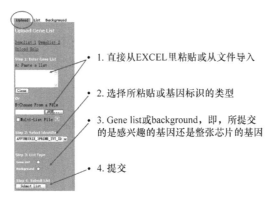

1. 直接从EXCEL里粘贴或从文件导入

2. 选择所粘贴或基因标识的类型

3. Gene list或background，即，所提交的是感兴趣的基因还是整张芯片的基因

4. 提交

☞扫码看图

图 3-4　上传数据窗口

　　上传的数据可以供所有的分析模块共享，而不需要重复上传. 如果研究者是基于全基因组背景或者是接近全基因组的背景，就无须上传背景基因集文件，网站会根据上传的基因列表类型，自动选择对应物种的所有基因作为背景文件. 如果研究者需要自行设定背景基因集，也可以在"Upload"标签中上传，然后在"Background"标签中选定所需的列表作为背景. 这里选取 DAVID 软件默认的背景文件，即人类的全基因组作为背景.

　　数据上传之后，如果出现图 3-5 中所示窗口，说明所提交的基因数据中，有一些基因没有匹配成功.

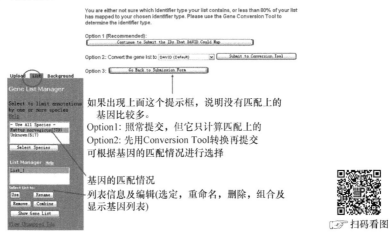

如果出现上面这个提示框，说明没有匹配上的基因比较多。
Option1: 照常提交，但它只计算匹配上的
Option2: 先用Conversion Tool转换再提交
可根据基因的匹配情况进行选择

基因的匹配情况
列表信息及编辑(选定，重命名，删除，组合及显示基因列表)

☞扫码看图

图 3-5　上传数据之后出现基因列表窗口

　　此时有两种选择，如图 3-5 中的 Option1 和 Option2. 按照自己的需要继续分析(Option1)，或者转换之后再进行后续分析(Option2). 如果选择 Option2，首先选择转换之后的目的标识类型，然后点击"Submit to Conversion Tool"，弹出的结果

窗口见图 3-6. 图 3-6 中第一个表给出了没有转换成功的 ID 个数、不确定的 ID 的个数及详细列表. 可自行选择是否需要转换，转换完成后可重新提交，产生新的数据列表，见图 3-7.

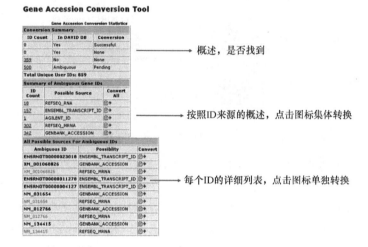

图 3-6　Gene Accession Conversion Tool 窗口

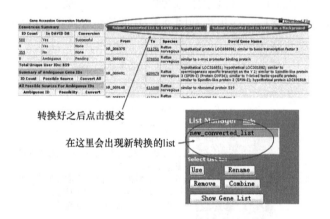

图 3-7　Gene Accession Conversion Tool 结果说明文件

(2) 在第一步中完成数据上传，下面就可以进行数据分析了. 如图 3-8 所示，在"List"标签中，可以看到所有上传的基因列表，并显示了 DAVID 工具能够进行的分析选项，按照每一个选项提示可以进行相应分析.

相比于其他富集分析软件，DAVID 在该功能上最显著的特点是注释范围广，包括 GO 注释、KEGG 注释、蛋白相互作用、蛋白功能区域、疾病相关、生物代谢通路、基因在组织里的表达和文献等. 用户可以根据需要选择其中的某些或所有种类的注释信息. 在图 3-9 中，"Annotation Summary Results"显示列表的"Gene_

Ontology"选项下提供了在 GO 数据库中富集的结果，打开可以看到结果按照默认的分子功能(GOTERM_MF_DIRECT)、生物学过程(GOTERM_BP_ DIRECT)和细胞组分(GOTERM_CC_DIRECT)三部分显示，如图 3-9 所示，可以直观地看出研究的基因富集在哪些分子功能或生物学过程上.

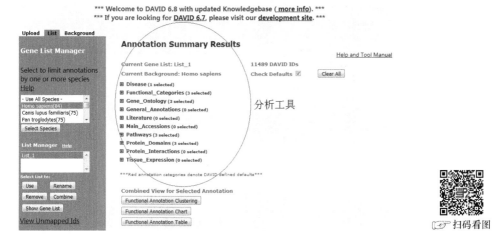

图 3-8　分析工具选择窗口

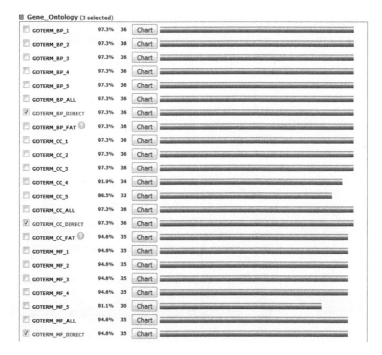

☞ 扫码看图

图 3-9　Gene_Ontology 结果显示窗口

在图 3-8 中的"Pathways"选项下提供了在 KEGG 数据库中富集的通路，见图 3-10. 单击"KEGG_PATHWAY"右侧的"Chart"按钮，结果就以列表的形式展现出来，可以下载做进一步的通路筛选.

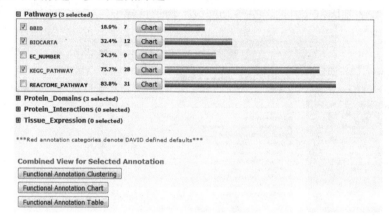

☞ 扫码看图

图 3-10　Pathways 结果显示窗口

在图 3-10 中，页面底部有三个选项"Functional Annotation Clustering"、"Functional Annotation Chart"和"Functional Annotation Table"，提供了对分析结果的展示形式：

"Functional Annotation Clustering"这一选项，可以对被注释上的 Terms 做聚类，弹出的结果见图 3-11，图中绿色的图标(彩图请扫二维码)可以显示 2D View 热图，如图 3-12 所示，其中绿色表示基因与 Term 之间的关联已经被证实，黑色表示有待于证实.

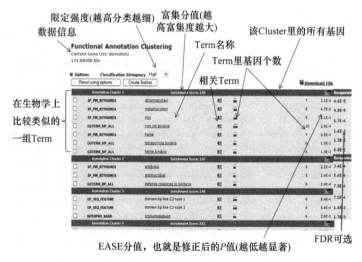

☞ 扫码看图

图 3-11　Functional Annotation Clustering 分析结果

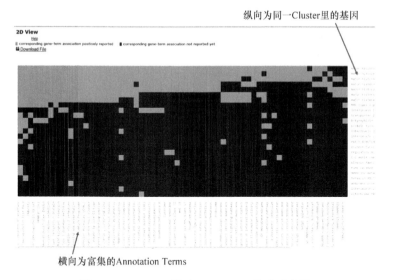

纵向为同一Cluster里的基因

横向为富集的Annotation Terms

☞扫码看图

图 3-12 2D View 展示 Gene-Term 关系示意图

"Functional Annotation Chart"这一选项，可以实现 Terms 的富集分析，结果见图 3-13.

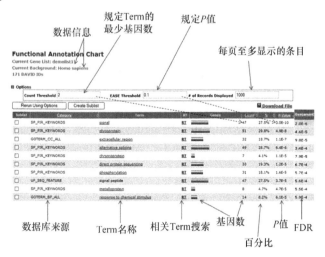

数据信息
规定Term的最少基因数
规定P值
每页至多显示的条目

数据库来源 Term名称 相关Term搜索 基因数 P值 FDR
百分比

☞扫码看图

图 3-13 Functional Annotation Chart 结果展示

"Functional Annotation Table"这一选项，可以实现对基因的所有选定数据库注释，具体结果见图 3-14.

随着高通量测序技术的飞速发展及相关技术的广泛应用，生物医学相关研究领域已进入大规模组学数据呈指数增长的后基因组时代. 如此庞大的数据量给信息的有效提取和分析带来了巨大的挑战. 为了从庞杂的组学数据中发掘规律，研

基因ID　　　　　　　　　　　　　　　　　相关基因

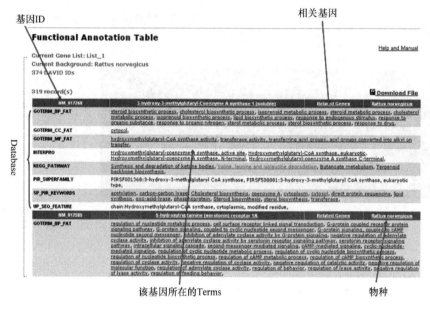

该基因所在的Terms　　　　　　物种

图 3-14　Functional Annotation Table 页面

☞扫码看图

究者通常会对基因功能进行富集分析，期望发现在生物学过程中起关键作用的生物通路，从而揭示生物学过程的基本分子机制.

　　基因功能的富集分析已成为功能组学数据分析的常规手段. 高通量组学数据的发展，如从基因芯片数据到 RNA-seq 数据的转变，促进了大量新的分析方法不断涌现，如功能集打分(functional class scoring, FCS)方法的应运而生. 随着对于生物学通路及复杂网络的完善和深入了解，基于通路拓扑结构(pathway topology, PT)和基于网络拓扑结构(network topology, NT)的方法也已经出现. 研究者应在对富集分析方法有一定了解的基础上，根据研究目的和需求，选择最为合理的方法.

第 4 章 SNP 数据分析与相关数据库

单核苷酸多态性(single nucleotide polyphism, SNP)是在基因组水平上单核苷酸变异中最常见的一种，占所有已知多态性的 90%以上. 目前，单核苷酸多态性数据库已经收录了相当数量的已验证的人类 SNP 数据. 一般可以按照 SNP 在基因组上的位置以及是否改变基因编码对 SNP 进行分类：大约有 95%的 SNP 位于非编码区，其中一小部分位于基因调控区的 SNP 位点称为调控 SNP(regulatory SNP, rSNP)；而存在于基因编码区的 SNP 位点称为编码 SNP(coding SNP, cSNP). 在 cSNP 中，如果不改变所编码的氨基酸序列,这样的 SNP 称为同义 SNP(synonymous SNP, sSNP)，如果 SNP 导致了氨基酸序列的改变，则称为错义 SNP(non-synonymous SNP, nsSNP). 研究表明，SNP 可以在 DNA、RNA 和蛋白质水平上影响基因的功能. SNP 的分布情况以及功能分析是当前基因组学研究的热点之一. 本章分别对 SNP 的相关知识、SNP 关联分析方法及 SNP 相关数据库进行介绍.

4.1 SNP 简 介

随着人类基因组序列的绘制完成，生命科学领域的研究热点正迅速转向如何解读大量的基因组序列. 而对基因组序列的单个核苷酸变异形成的多态性研究一直是重要的研究内容. SNP 是一种可遗传的变异，是指基因组内特定核苷酸位置上存在不同的碱基. SNP 通常是双等位基因(diallele)，在人类基因组中广泛存在，是继第一代限制性片段长度多态性标记、第二代微卫星标记之后的第三代基因遗传标记，可用于连锁分析(linkage analysis)，进行遗传病的单倍型诊断和未知致病基因的定位. SNP 被认为是一种能够稳定遗传的早期突变,研究者可以通过对 SNP 的相关分析和高密度的 SNP 图谱来定位一系列复杂疾病的相关基因.

应用高密度基因芯片检测单碱基多态性，为分析 SNP 提供了便捷的方法,SNP 基因芯片采用多色荧光探针杂交技术可以大大提高芯片的准确性、定量及检测范围. 目前 SNP 分型芯片对 SNP 的检测可以自动化、批量化，是基因组范围关联研究最主要的技术支持. SNP 分型芯片种类很多，常用的 SNP 芯片单次测量数量已达到百万个 SNP，数据缺失率一般不超过 5%. SNP 分型芯片获得的数据信息如图 4-1 所示.

	SNP$_1$	SNP$_2$	SNP$_3$	SNP$_4$	SNP$_5$	SNP$_6$	SNP$_7$	⋯	SNP$_a$
样本$_1$	AG	TT	AG	AC	GT	CC	AT		CC
样本$_2$	AA	TT	AG	CC	GG	CG	TT		CG
样本$_3$	GG	CC	AG	CC	GT	GG	TT		GG
⋮									⋮
样本$_m$	AG	TG	GG	AA	GT	GG	AA	⋯	GG

图 4-1　SNP 分型芯片数据格式

4.2　哈迪-温伯格平衡定律

哈迪-温伯格定律(Hardy-Weinberg principle)是指在理想状态下,各等位基因的频率和等位基因的基因型频率在遗传中是稳定不变的, 即保持着基因平衡. 该定律运用在生物学、生态学、遗传学中.

4.2.1　哈迪-温伯格平衡群体的判断

当等位基因只有一对(Aa)时, 设基因 A 的频率 f(A)为 p, 基因 a 的频率 f(a)为 q, 则 f(A)+f(a)=p+q=1, f(AA)+f(Aa)+f(aa)=p^2+2pq+q^2=1. 哈迪-温伯格平衡定律对于一个大且随机交配的种群, 基因频率和基因型频率在没有迁移、突变和选择的条件下会保持不变.

例如, 如果一个群体的某个等位基因构成是 550 个 AA、300 个 Aa 和 150 个 aa. 想判断这个群体是否为哈迪-温伯格平衡群体,首先将该数据整理成表 4-1 的格式:

表 4-1　等位基因的基因型频率表

	AA(D)	Aa(H)	aa(R)
O(观测频数)	550	300	150
E(理论频数)	p^2N	$2pqN$	q^2N

其中 N=550+300+150=1000, p=(2D+H)/(2N)=(2×550+300)/2000=0.7, q=(2R+H)/(2N)=(2×150+300)/2000=0.3. 则该表可转化为表 4-2.

表 4-2　计算后的等位基因的基因型频率表

	AA(D)	Aa(H)	aa(R)
O(观测频数)	550	300	150
E(理论频数)	490	420	90

根据拟合优度卡方检验公式：

$$
\begin{aligned}
\chi^2 &= \sum (O-E)^2 / E \\
&= (550-490)^2/490 + (300-420)^2/420 + (150-90)^2/90 = 81.63
\end{aligned}
$$

自由度 df=3−1−0=2，由此获得 $\chi^2 > \chi_{0.01}(2) = 9.21$，则 $P<0.01$，具有统计学差异. 因此，该群体不是哈迪-温伯格平衡群体.

4.2.2　SPSS 软件实现哈迪-温伯格平衡群体的判断

基于上面的例子，下面采用 SPSS 软件实现哈迪-温伯格平衡群体的判读. 首先录入数据，如图 4-2 所示. 其中 x 表示等位的 3 种基因型，y 表示对应的频数.

	x	y
1	1.00	550.00
2	2.00	300.00
3	3.00	150.00

图 4-2　基因型频数录入界面

对 y 变量进行加权后，在“Analyze”菜单下选择“Nonparametric Tests”，并选择“Chi-Square”，如图 4-3 所示.

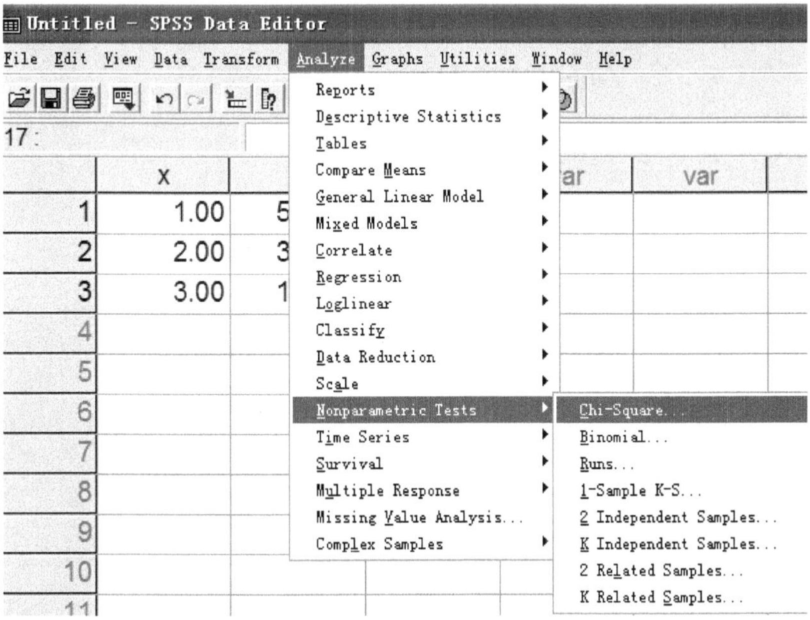

图 4-3　菜单选择界面

在弹出的对话框中作如下选择，如图 4-4 所示. 这里等位基因的 3 种基因型的比例为 49：42：9.

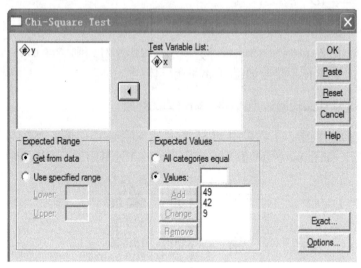

图 4-4　对话框选择界面

点击"OK"按钮，输出如图 4-5 所示的结果，其中上面的表列出的是三种基因型的观测频数和理论频数及两者的差值，下面的表列出的是卡方检验的结果，可以看到 $P<0.001$，说明该群体不是哈迪-温伯格平衡群体.

Chi-Square Test

Frequencies

x

	Observed N	Expected N	Residual
1.00	550	490.0	60.0
2.00	300	420.0	-120.0
3.00	150	90.0	60.0
Total	1000		

Test Statistics

	x
Chi-Square[a]	81.633
df	2
Asymp. Sig.	.000

a. 0 cells (.0%) have expected frequencies less than
5. The minimum expected cell frequency is 90.0.

图 4-5　哈迪-温伯格平衡群体的检验结果

4.3　SNP 关联分析

在群体遗传学研究中，关联研究(association study)是不依赖于家系信息的一种遗传定位策略，由于资源丰富且分析方法简便，是目前遗传定位研究中最常用的分析方法. 关联研究通过检验某个特定的等位基因在疾病组和对照组中出现的频率差异来判断此等位基因是否与疾病相关联.

4.3.1　SNP 关联分析介绍

就 SNP 而言，如果按照等位基因来看，可以采用四格表 χ^2 检验进行分析. 如果按照基因型(genotype)进行频数统计，可以采用列联表的 χ^2 检验进行基因型分析. 我们来看一个实例.

为了探讨一个 SNP 是否与类风湿病关节炎相关联，采用病例-对照研究，收集了 161 个病例与 256 个对照的等位基因数据(表 4-3)和基因型数据(表 4-4).

表 4-3　病例组与对照的等位基因分布

组别	等位基因		合计
	A	T	
病例组	212	120	332
对照组	386	126	512

表 4-4　病例组与对照组的基因型分布

组别	基因型			合计
	AA	AT	TT	
病例组	72	68	26	166
对照组	156	74	26	256

采用 χ^2 检验：$\chi^2 = \sum \dfrac{(O-E)^2}{E}$，检验两组的等位基因及基因型频率分布是否有统计学差异. 其中 O 代表实际观测频数，E 表示理论频数. 如果得到 $P<0.05$，则认为该 SNP 与类风湿性关节炎相关.

4.3.2　SPSS 软件实现 SNP 关联分析

基于上面的例子, 下面采用 SPSS 软件实现关联分析. 对于等位基因分布, 输入数据如图 4-6 所示. 其中 group=1 表示病例组, group=2 表示对照组. allele=1 表示 A, allele=2 表示 T.

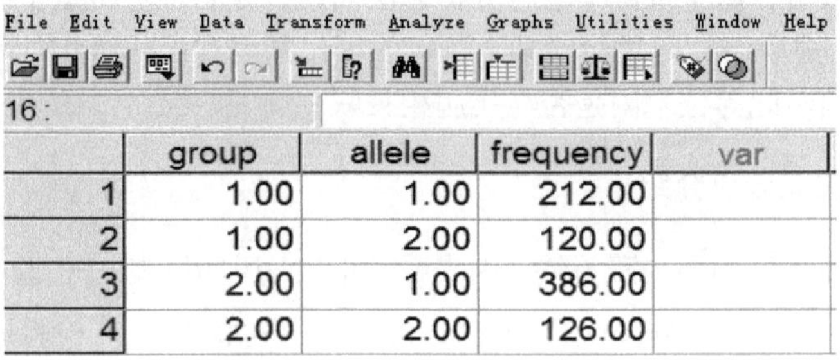

图 4-6　等位基因数据录入界面

对"frequency"变量进行加权后, 在"Analyze"菜单下选择"Descriptive Statistics", 并选择"Crosstabs", 如图 4-7 所示.

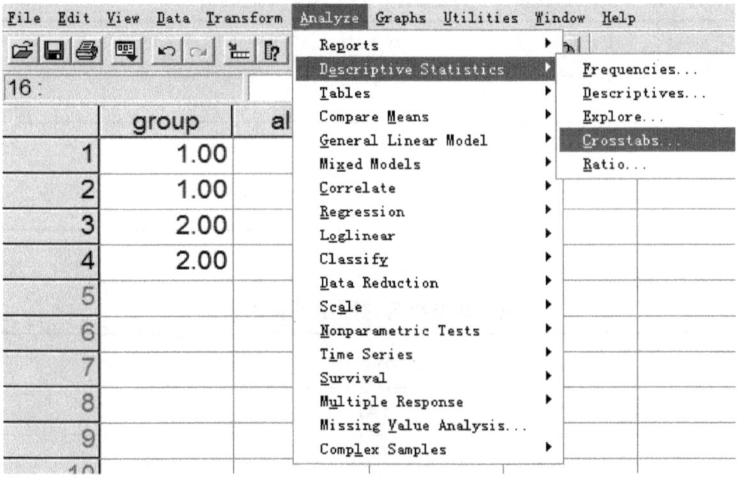

图 4-7　菜单选择界面

在弹出的对话框中选择行列标签和统计方法, 如图 4-8 所示.

相继点击"Continue"和"OK"按钮, 输出的结果如图 4-9 所示.

从图 4-9 中可以看出, 基于表 4-3 的 allele-based 检验: χ^2=12.977, $P<0.001$, 认为病例组与对照组的等位基因频率分布具有统计学差异, 此位点与类风湿性关节炎有关联. 下面再进行基于 genotype 的检验, 数据录入如图 4-10 所示.

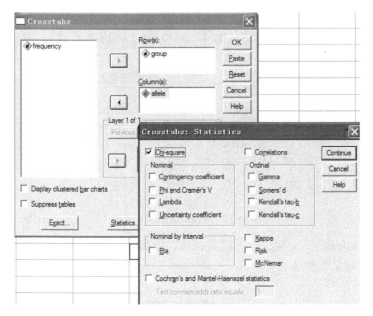

图 4-8　对话框选择界面

Case Processing Summary

	Cases					
	Valid		Missing		Total	
	N	Percent	N	Percent	N	Percent
group * allele	844	100.0%	0	.0%	844	100.0%

group * allele Crosstabulation

Count

		allele		Total
		A	T	
group	case	212	120	332
	control	386	126	512
Total		598	246	844

Chi-Square Tests

	Value	df	Asymp. Sig. (2-sided)	Exact Sig. (2-sided)	Exact Sig. (1-sided)
Pearson Chi-Square	12.977ᵇ	1	.000		
Continuity Correctionª	12.424	1	.000		
Likelihood Ratio	12.830	1	.000		
Fisher's Exact Test				.000	.000
Linear-by-Linear Association	12.961	1	.000		
N of Valid Cases	844				

a. Computed only for a 2x2 table

b. 0 cells (.0%) have expected count less than 5. The minimum expected count is 96.77.

图 4-9　等位基因关联输出结果

	group	allele	frequency	var
1	1.00	1.00	72.00	
2	1.00	2.00	68.00	
3	1.00	3.00	26.00	
4	2.00	1.00	156.00	
5	2.00	2.00	74.00	
6	2.00	3.00	26.00	

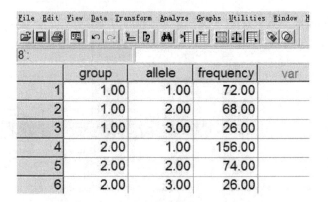

图 4-10　基因型数据录入界面

对“frequency”变量进行加权后，和等位基因的操作完全相同，这里不再赘述. 输出的结果如图 4-11 所示.

Case Processing Summary

	Cases					
	Valid		Missing		Total	
	N	Percent	N	Percent	N	Percent
group * allele	422	100.0%	0	.0%	422	100.0%

group * allele Crosstabulation

Count

		allele			Total
		AA	AT	TT	
group	case	72	68	26	166
	control	156	74	26	256
Total		228	142	52	422

Chi-Square Tests

	Value	df	Asymp. Sig. (2-sided)
Pearson Chi-Square	12.579[a]	2	.002
Likelihood Ratio	12.600	2	.002
Linear-by-Linear Association	10.922	1	.001
N of Valid Cases	422		

a. 0 cells (.0%) have expected count less than 5. The minimum expected count is 20.45.

图 4-11　基因型关联输出结果

从图 4-11 中可以看出，基于表 4-4 的 genotype-based 检验：χ^2=12.579，P=0.002，认为病例组与对照组的基因型频率分布具有统计学差异，此位点与类风湿性关节炎有关联.

4.4　SNP 互作分析

在群体遗传学研究中，研究 SNP 互作对疾病的影响也是非常重要的. Ritchie 等在 2001 年提出了多因子降维法研究病例对照数据的基因-基因交互和基因-环境交互. 这种方法是将多位点基因型分为高风险和低风险，并采用交叉证实法对测试集进行分类，计算分类错误率和预测错误率. 本节将简单介绍多因子降维方法及其在 SNP 互作研究中的应用.

4.4.1　多因子降维法

多因子降维法(multifactor dimensionality reduction, MDR)是近年来统计学发展中的一种新方法，是一种非参数的数据挖掘方法. MDR 通过对疾病易感性分类方式的建模，研究基因-基因或基因-环境间的交互作用，克服了传统 logistic 回归方法的局限性，可用于研究大量 SNP 的互作. MDR 方法主要由以下步骤构成：

1) 采用 10 折交叉验证法将数据分为 10 个子集，其中 9 个子集作为训练集，1 个子集作为测试集.

2) 根据总的因子数量确定组合因子数 n.

3) 对每个训练集和测试集，筛选最好的 n 因子组合(筛选的标准根据训练集最低的分类错误率).

4) 此过程重复 10 次，最后根据平均最小预测错误率和最大的交叉验证一致性筛选出最好的 n 因子组合.

5) 对每个 n 因子组合计算病例数与对照数之比. 如果比值等于或超过域值，则此基因型组合确定为疾病的高风险组合，反之，则为疾病的低风险组合(如果病例数与对照数相等，则域值为 1).

4)中，对于不同 n 值，得到最好的 n 因子组合. 不同的 n 因子组合可能有的具有最小预测错误率，而有的具有最大交叉验证一致性，一般取 n 值较小的模型.

4.4.2　应用 R 软件的 MDR 软件包实现多因子降维法

本例中，我们选择 4 个 SNP 研究它们的双向互作，数据格式如图 4-12 所示. 在 "class" 中 0 表示对照样本标签，1 表示病例样本标签.

	class	SNP1	SNP2	SNP3	SNP4	
1	class	SNP1	SNP2	SNP3	SNP4	
2	0	C G	C C	A G	G G	
3	0	C C	C G	A A	G G	
4	0	C G	C G	A G	G G	
5	0	C C	C G	A A	G G	
6	0	G G	C C	G G	G G	
7	0	G G	C C	G G	G G	
8	0	G G	C C	G G	G G	
9	0	G G	C C	G G	G G	
10	0	C G	C C	A G	A G	
11	0	C G	C C	A G	G G	
12	0	C G	C C	A G	A G	
13	0	G G	C C	A G	G G	
14	0	C G	C C	A G	A G	
15	0	C C	C C	A A	A G	
16	0	C C	C C	A G	A G	
17	0	C C	C G	A A	A G	
18	0	C G	C C	A G	A G	
19	0	C G	C C	A G	G G	

扫码看图

图 4-12　输入的 4 个 SNP 数据

　　首先将 SNP 进行重新编码，例如，对于 SNP1，G 是最小等位基因，此时将不含最小等位基因的 CC 编码为 0，含一个最小等位基因的 CG 编码为 1，含 2 个最小等位基因的 GG 编码为 2. 其他的 SNP 也进行相同的编码. 编码后的数据格式如图 4-13 所示，将数据命名为 4snp.csv，并存于 C 盘下.

	class	SNP1	SNP2	SNP3	SNP4	
1	class	SNP1	SNP2	SNP3	SNP4	
2	0	1	0	1	0	
3	0	0	1	0	0	
4	0	1	1	1	0	
5	0	0	1	0	0	
6	0	2	0	2	0	
7	0	2	0	2	0	
8	0	2	0	2	0	
9	0	2	0	2	1	
10	0	1	0	1	1	
11	0	1	0	1	0	
12	0	1	0	1	1	
13	0	2	0	2	0	
14	0	1	0	1	1	
15	0	0	0	0	1	
16	0	1	0	1	1	
17	0	0	1	0	0	
18	0	1	0	1	1	
19	0	1	0	1	0	
20	0	1	0	1	1	
21	0	1	0	1	0	
22	0	2	0	2	0	
23	0	1	0	1	0	
24	0	1	0	1	0	
25	0	1	1	1	0	
26	0	1	0	2	0	
27	0	1	0	1	0	
28	0	1	0	1	0	

扫码看图

图 4-13　4 个 SNP 编码后的数据格式

下面采用多因子降维法研究 SNP 的互作. 首先下载 R 软件的 MDR 软件包，在 R 软件中选择镜像，这里选择 China(Beijing)，如图 4-14 所示.

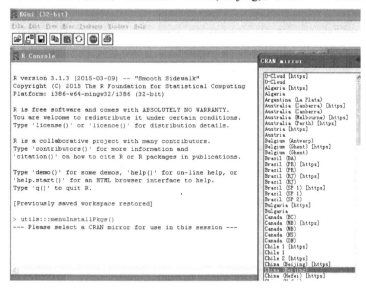

☞扫码看图

图 4-14　R 软件选择镜像

此时弹出"Packages"对话框，选择 MDR，如图 4-15 所示.

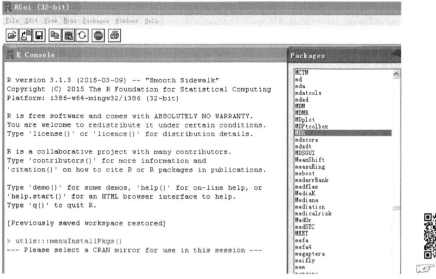

☞扫码看图

图 4-15　MDR 软件包安装

此时软件开始自动安装，安装完成后输入

library(MDR)，如果安装正确，此时就出现如图 4-16 所示的界面．

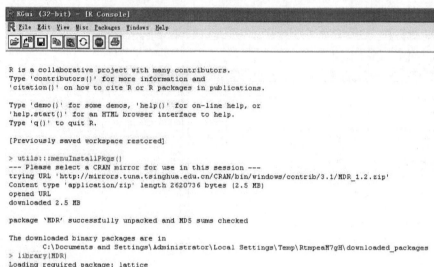

图 4-16　MDR 软件包安装完成界面

输入如下语句，即可完成 4 个 SNP 的互作：

read.table（"c:\\4snp.csv"，header=TRUE,sep="，"）->mdr（从 C 盘中读入数据）

fit<-mdr.cv(data=mdr[,1:4],K=2,cv=10) (K=2 表示双向互作，cv=10 表示 10 倍交叉验证)

summary(fit)　（显示分析结果）

输出结果如图 4-17 所示．

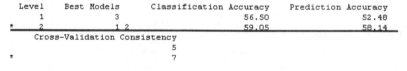

图 4-17　SNP 互作分析结果

从结果中可以看出，双向互作最好的模型是 SNP1 和 SNP2，该模型的分类准确率为 59.05%，预测准确率为 58.14%，交叉验证一致性为 70%．

输入语句：

plot(fit, data=mdr)

此时可绘制出如图 4-18 所示的图形．

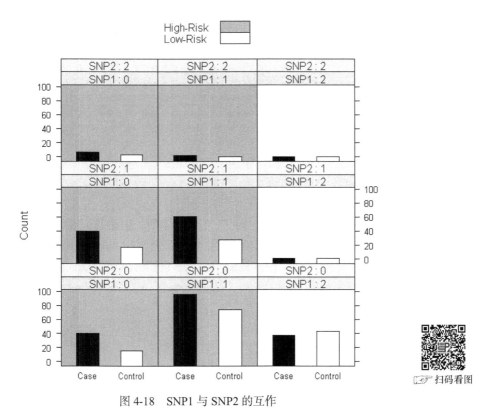

图 4-18　SNP1 与 SNP2 的互作

　　图中灰色的部分表示高风险，白色的部分表示低风险. 例如，SNP1 的基因型为 CC 或 CG 时，SNP2 无论是哪种基因型，病例样本数都高于对照样本数. 而 SNP1 基因型为 GG 时，SNP2 无论为哪种基因型，对照样本数都略高于病例样本数.

4.5　SNP 单体型分析及识别 Tag SNP

　　人类的所有群体中大约存在一千万个 SNPs，相邻 SNPs 的等位位点倾向于以一个整体遗传给后代. SNP 单体型分析描述了人类常见的遗传多态模式，它包括染色体上具有成组紧密关联 SNPs 的区域、区域中的单体型以及这些单体型的标签 SNPs(Tag SNPs). SNP 单体型分析对于遗传关联研究也非常重要. 研究者通过比较患者和非患者单体型频率不同的染色体区域，就有可能发现与疾病相关的基因.

4.5.1　SNP 单体型分析

　　一个染色体区域中所有相关联的 SNP 等位基因的集合称为一个单体型

(Haplotype). 通过单体型分析，我们还可以识别出 Tag SNP，如图 4-19 所示.

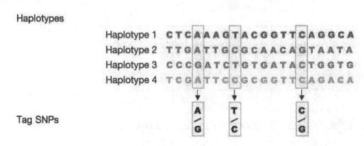

图 4-19　单体型图示

从理论上讲，一个染色体区域中可能有许多单体型，但是研究表明，实际上只存在少数几种常见的单体型. 例如，在一段含有 6 个 SNP 的区域中，理论上存在 2^6 个单体型，但实际上只有 3 种常见的单体型. 它们的结构及在人群中的频率如图 4-20 所示.

```
. . A . . C . . A . . T . . G . . T . . 40%
. . A . . C . . C . . G . . C . . T . . 30%
. . G . . T . . C . . G . . G . . A . . 20%
其他 10%
```

图 4-20　3 种常见单体型在人群中的分布

从图 4-20 中来看，第一个 SNP 位点有两个等位基因 A 和 G，第二个 SNP 位点为 C 和 T，对于这两个 SNP 来说，有 4 种可能出现的单体型：AC、AT、GC 和 GT，但实际上只有 AC(70%)和 GT(20%)是常见的，也就是说，这些 SNP 相互之间是高度相关的. 当一个新的突变出现时，这一区域的单体型也会发生相应的变化，只有突变和重组才能打破突变位点与它的始祖单体型之间的相关关系. 不同民族、不同群体、不同个体的单体型类别和频率可能是不同的. 因此，单体型分析为运用 SNP 信息探究遗传性状尤其是复杂性状的遗传机制，提供了一条更加便捷、有效的途径. 下节我们将介绍如何应用 Haploview 软件实现单体型分析和识别 Tag SNP.

4.5.2　Haploview 软件实现

Haploview 软件(http://www.broad.mit.edu/mpg/Haploview/index.php)由剑桥大学编写，可免费下载提供用户使用. Haploview 主要分析功能包括单体型 block 分析、单体型群体频率的估计、单个 SNP 或单体型的关联分析、随机扰动检验结果可靠性及 Tag SNP 推断. Haploview 提供了各功能的实例，读者可自行查看. 这里介绍如何准确获得自己需要的数据格式.

1. 数据格式准备

应用 Haploview 软件需要准备两个文件：.ped 文件和.info 文件，.ped 文件格式如图 4-21 所示.

	A	B	C	D	E	F	G	H	I	J	K	L	M	N	O	P	Q	R
1	a0201	a0201	0	0	1	1	3 3	1 2	1 1	3 3	1 3	1 3	3 3	1 2	1 3	1 1	3 3	2 3
2	a0202	a0202	0	0	1	1	1 3	2 2	1 1	1 3	1 1	1 3	3 3	1 1	1 1	3 3	2 2	
3	a0204	a0204	0	0	1	1	3 3	1 2	1 1	3 3	1 3	1 3	3 3	1 2	1 3	1 1	3 3	2 3
4	a02100	a02100	0	0	1	1	3 3	2 2	1 1	3 3	1 1	3 3	3 3	1 1	1 1	1 1	3 3	2 2
5	a02102	a02102	0	0	1	1	3 3	1 2	1 1	3 3	3 3	1 3	3 3	2 2	3 3	1 2	3 3	3 3
6	a02104	a02104	0	0	1	1	3 3	2 2	1 1	1 3	3 3	3 3	3 3	1 3	1 1	3 3	3 3	
7	a02106	a02106	0	0	1	1	3 3	2 2	1 1	3 3	3 3	1 3	3 3	2 2	3 3	1 1	3 3	3 3
8	a02108	a02108	0	0	1	1	3 3	2 2	1 3	3 3	3 3	3 3	3 3	1 2	1 3	2 2	1 3	3 3
9	a02110	a02110	0	0	1	1	3 3	2 2	1 3	3 3	1 3	3 3	1 3	1 1	3 3	1 2	3 3	2 3
10	a02111	a02111	0	0	1	1	3 3	2 2	1 1	3 3	1 3	3 3	1 3	1 2	3 3	1 2	3 3	2 3
11	a02112	a02112	0	0	1	1	1 3	2 2	1 1	1 3	1 3	1 3	1 3	1 2	3 3	1 1	3 3	2 3
12	a02114	a02114	0	0	1	1	3 3	2 2	1 1	3 3	3 3	1 3	1 3	1 2	2 2	3 3	3 3	
13	a0220	a0220	0	0	1	1	1 3	2 2	1 1	1 3	1 3	1 3	1 3	1 2	1 3	1 2	3 3	2 3
14	a0221	a0221	0	0	1	1	3 3	1 2	1 1	3 3	1 1	1 3	1 3	1 1	1 3	1 2	3 3	2 2
15	a0222	a0222	0	0	1	1	3 3	2 2	1 1	3 3	1 3	3 3	1 3	1 2	3 3	1 1	3 3	2 3
16	a0223	a0223	0	0	1	1	3 3	2 2	1 1	3 3	1 1	3 3	3 3	1 1	1 1	1 1	3 3	2 2
17	a0224	a0224	0	0	1	1	3 3	2 2	1 1	3 3	1 3	3 3	1 3	1 2	3 3	1 1	3 3	2 3
18	a0225	a0225	0	0	1	1	3 3	2 2	1 1	3 3	1 3	3 3	1 3	1 2	3 3	1 1	3 3	2 3
19	a0226	a0226	0	0	1	1	1 3	2 2	1 1	1 3	1 3	1 3	1 2	3 3	1 2	3 3	2 3	
20	a0227	a0227	0	0	1	1	1 3	2 2	1 1	1 3	1 3	3 3	1 2	3 3	1 2	3 3	2 3	
21	a0228	a0228	0	0	1	1	3 3	2 2	3 3	3 3	3 3	1 3	1 2	1 3	2 2	3 3	3 3	
22	a0230	a0230	0	0	1	1	3 3	1 2	1 1	3 3	1 3	1 3	1 3	1 2	1 3	1 2	3 3	2 3
23	a0233	a0233	0	0	1	1	3 3	2 2	1 1	3 3	1 3	3 3	1 3	1 2	1 1	1 2	3 3	2 3
24	a0236	a0236	0	0	1	1	1 3	2 2	1 1	1 3	1 3	1 3	3 3	1 2	3 3	1 1	3 3	2 3

图 4-21　.ped 格式的数据文件

　　.ped 格式的数据文件不需要标题，其中 A 列表示家系名字，B 列表示个人 ID 号，在群体关联研究中，A 列和 B 列可以相同. C 列和 D 列分别表示父亲和母亲的 ID 号，对于群体关联研究，这两个 ID 号可全部用 0 表示. E 列表示性别，其中 1 表示男性，2 表示女性. F 列表示疾病状态，其中 1 表示对照，2 表示病例，0 表示不确定. 从 G 列开始，每一列表示 1 个 SNP，每列中有两列数字，两列之间用空格隔开，表示 SNP 的基因型. 其中 1=A，2=C，3=G，4=T，0 表示这一 Marker 位置的基因型数据缺失. 将该文件存为 serpine2.ped.

　　.info 格式的数据文件如图 4-22 所示.

	A	B
	G17 ▼	f_x
1	rs6719480	224601673
2	rs4674841	224587661
3	rs10164837	224555512
4	rs17196253	224584951
5	rs975278	224555951
6	rs920251	224601189
7	rs3820766	224559296
8	rs10191694	224565510
9	rs282254	224615591
10	rs7583463	224557353
11	rs7588220	224581848
12	rs729631	224553163
13	rs4674843	224588896
14	rs861442	224611141
15	rs7590948	224581934
16	rs2118409	224577887
17	rs6734100	224550239
18	rs6712954	224564894
19	rs6736436	224547859

☞扫码看图

图 4-22　.info 格式的数据文件

.info 格式的数据文件包含两列：A 列为 SNP 的名称，B 列为 SNP 的位置信息. 将该文件存为 serpine2.info. 下面即可进行数据导入，如图 4-23 所示.

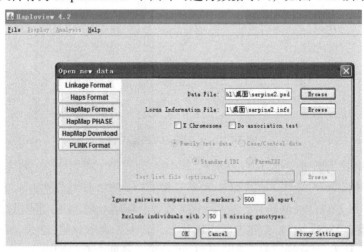

图 4-23　Haploview 数据导入界面

数据导入后出现如图 4-24 所示界面. 对于所载入的数据，Haploview 设置了一些指标的域值来选择具有特征的 SNP. 对于不满足的 SNP，Haploview 将自动删除. 图 4-24 中方框标注的部分是默认条件：哈迪-温伯格平衡检验(HW-p⩾0.001)，最小等位基因频率(MAF≥0.001)，未缺失基因型频率(%Geno≥75%)，孟德尔遗传规律错误的个数(MendErr≤1).

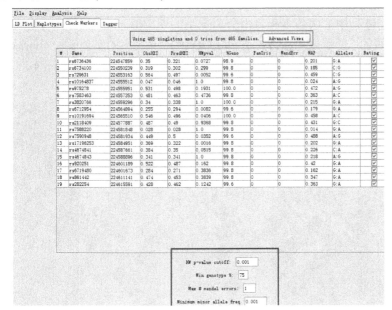

☞扫码看图

图 4-24　数据导入后界面

图 4-24 中输出文件的内容及含义如表 4-5 所示.

表 4-5　Haploview 输出文件内容及含义列表

输出文件内容	含义
#	Marker 数字
Name	Marker 名字
Position	Marker 位置
ObsHET	Marker 所观察到的杂合现象
PredHET	Marker 所预测的杂合现象
HWpval	哈迪-温伯格平衡检验 p 值，即偶然出现的偏离哈迪-温伯格平衡检验的概率(<0.001)
%Geno	Marker 中没有缺失基因型的百分比(>75%)
FamTrio	核心家系的成员在这个 Marker 中全部进行基因分型的家庭个数
MendErr	发生孟德尔遗传规律错误的个数(0 代表无相关的个体)(<1)
MAF	Marker 的最小等位基因频率(>0.001)
Rating	选择经过以上检验的 Marker

2. 连锁不平衡分析

连锁不平衡(linkage disequilibrium, LD)是指相邻的两个位点的等位基因同时出现在一个单倍体型中的次数多于自由分离重组的期望值. Haploview 对输入数据计算 SNP 之间的 LD 量度(包括 D'、r^2 和 LOD 值),并用不同颜色表示不同标记间的连锁不平衡强度. 在图 4-24 的左上角,点击"LD Plot",则出现如图 4-25 所示的界面.

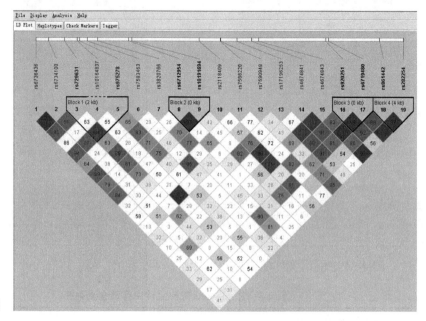

扫码看图

图 4-25　连锁不平衡图

图 4-25 中的数字为 $D' \times 100$,红色表示出现高度的连锁不平衡,白色表示连锁不平衡程度较低. 表 4-6 为连锁不平衡的颜色注释(本书图为黑白图,实际颜色请见二维码).

表 4-6　连锁不平衡的颜色注释

		$D'<1$	$D'=1$
Standard Color Scheme	LOD<2	白色	蓝色
	LOD>2	暗红/暗粉	红色
Confidence Bounds Color Scheme	高度连锁不平衡		深灰
	无信息		浅灰
	高度重组		白色

续表

	r²=0		白色
Color Scheme	0<r²<1		暗灰
	r²=1		黑色
		Low D'	High D'
Alternate D'/LOD Color Scheme	Low LOD	白色	暗粉
	High LOD	白色	黑色
Gamete Color Scheme	>4 distinct 2-Marker haplotypes		白色
	<4 distinct 2-Marker haplotypes		黑色

3. 单体型 block 分析

Haploview 提供了 3 种方法进行单体型 block 分析.

(1) 置信区间法(confidence interval)　是 Gabriel 等利用 D' 值来判断 SNP 的高度连锁不平衡、不确定性或高度重组. 高度连锁不平衡及高度重组的 SNP 被认为是富含信息量的. 当 95% 的富含信息的 SNP 高度连锁时, 则认为这些 SNP 形成了单体型 block.

(2) 四配子检验(four-gamete gest, FGT)　是 Wang 等利用四配子检验提出的算法. 算法首先对成对的 SNPs 进行四配子检验(检测到 4 个配子就表示曾经发生重组), 将两两位点的四配子状态用矩阵表示, 有 4 个配子出现计为 1, 否则为 0; 单倍体域被定义为没有重组现象发生的一组有序 SNP 标记, 也就是根据 FGT 的结果, 只要配子数不超过 3 个, 就不断累加 SNP 到一个域中, 直到第 k 个位点出现 4 个配子而结束. 位点 k 可作为另一个新域的一个突变起始点.

(3) 连锁不平衡的稳定连接　在连锁不平衡表中, Haploview 寻找两个 Marker 之间高度连锁不平衡的证据, 将这两个 Marker 作为 block 的头尾两个 Marker. 即在确定的 block 中, 头尾两个 Marker 必须与中间所有的 Marker 高度连锁不平衡, 而中间的 Marker 之间则不必要连锁不平衡.

图 4-26 为置信区间法获得的单体型 block.

4. 单体型分析

Haploview 采用最大期望算法(expectation-maximization algorithm, EM)进行单体型分析, 将图 4-26 中的结果标注出来, 如图 4-27 所示.

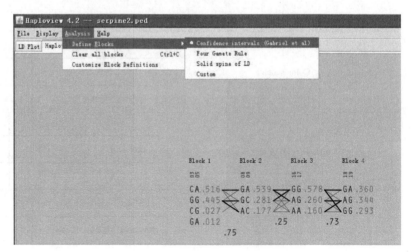

图 4-26　置信区间法获得的单体型 block

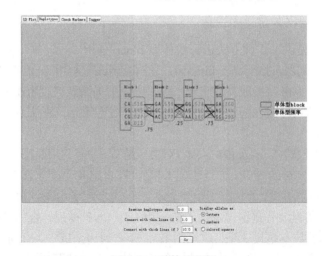

图 4-27　单体型分析

图 4-26 中矩形框表示获得的单体型 block，圆角矩形框表示每个单体型的群体频率. 交叉区域对应的数字反映了两个单体型 block 之间的重组水平.

5. Tag SNP 识别

Haploview 中的"Tagger"模块提供了两种分析方法：配对法和捕获法. 这里简单介绍捕获法. 首先获得在配对法中没有被捕获的 SNP，通过取代有多个待检 SNP 的标签来制定标签目录. Tagger 运行后的结果如图 4-28 所示.

从图 4-27 中可以看出，rs729631 俘获了 rs975278，连锁不平衡的 r^2 值为 0.848. 也就是说，除了 rs975278，其他 SNP 都是 Tag SNP.

☞ 扫码看图

☞ 扫码看图

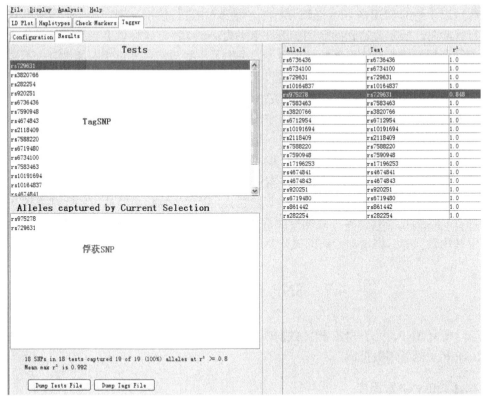

图 4-28　Tag SNP 识别结果

☞ 扫码看图

4.6　全基因组关联分析数据分析简介

全基因组关联分析(genome-wide association study, GWAS)是揭示疾病易患性遗传基础的一种策略. 随着 HapMap 计划的开展和完成，已识别的人类 SNP 已达到千万，同时 HapMap 计划推动的商业分型芯片的发展，已经促使遗传定位研究发展到当前百万以上的研究维度，极大地推动了复杂疾病风险定位的研究，这就是近年来迅速发展的 GWAS 研究. 目前，GWAS 研究已经应用于 40 多种复杂疾病的研究，特别是为癌症、糖尿病、心脏病等常见病的研究提供了大量的有用信息，也为进一步揭示这些疾病的发生机制做出了贡献.

高维度的 SNP 数据给统计学方法带来了很大的压力，多重检验问题困扰着大规模的遗传定位研究. 在进行 SNP 与疾病之间的连锁或关联分析时，假设检验显著性水平 α=0.05，每一次检验，都会有 5%的可能引入一个假阳性的结果(I 类错误). 当多次进行独立的连锁或关联检验时，I 类错误水平将不断增大，从而使得在进行数以千计的 SNP 关联或连锁分析时，需要对 α 进行校正. 当对 100 万个 SNP 进行检验时，所需要达到的真实显著性水平为 $\alpha=5\times10^{-8}$，这样就会导致单次关联或连锁分析所能获得的显著性结果极少，丢失了一些与疾病真正相关的 SNP，而同时发现的显著性结果中依然存在着较大的假阳性.

为了解决上述问题，GWAS 研究采用了很多策略来实现风险 SNP 和风险基因的发现. 如采用合并不同实验室样本数据的方法，通过提高研究某个疾病的样本量来加大风险 SNP 的显著性水平，即 meta 分析方法. 应用较多的还有两步实验方法，对候选区域进行定位. 第一步，采用基因组范围关联分析获得候选风险区域，缩小范围后对候选区域加大样本量，进行精细的 SNP 分型，采用多轮重复策略，最终获得高显著、高精确度的风险位点. 随着生物信息学研究的迅速发展，将 GWAS 数据与其他多种数据资源整合，如 miRNA 数据、表观遗传学数据和 DNA 甲基化数据等，将增加疾病的风险基因识别的准确度.

4.7　SNP 相关数据库简介

研究 SNP，对于 SNP 相关数据库的了解也是十分重要的. 本节将介绍几个和 SNP 相关的常用数据库.

4.7.1　dbSNP 数据库

1. dbSNP 数据库的主要功能

dbSNP 数据库通过 BLAST 和 E-PCR 对变异周围序列进行分析，将其链接到其他 NCBI 序列资源，对变异进行交叉注释. 用户可直接在 dbSNP 中检索，或在 NCBI 查询空间的任何部分开始，构建一个满足要求的 dbSNP 记录集，该记录集可通过超文本或 URL 与外部信息资源整合. 在后基因组时代，对特征序列的注释 (如新基因或调控区域) 为当前在随机序列中发现的变异提供一个功能背景. 随着这些新基因条目的出现，dbSNP 通过链接能够将变异自动注释到恰当的参考序列集或 UniGene 集中. 此外，dbSNP 具有 "LinkOut URL" 功能，将变异信息链接到 NCBI 之外的信息资源. 由于 dbSNP 中保留了与外部数据库的链接，因此，dbSNP 记录能够链接到那些对个别变异描述更加完整的位点特异突变数据库. dbSNP 数据库界面如图 4-29 所示.

2. dbSNP 数据库特征

dbSNP 数据库不仅收录了人类 SNP 数据，还收录了所有已知的跨物种的 SNP、

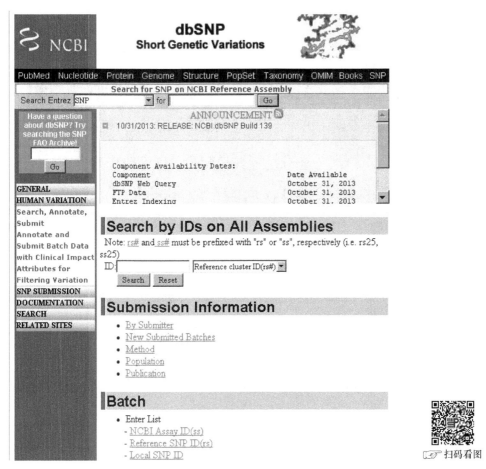

图 4-29　dbSNP 数据库界面

插入/缺失、拷贝数和微卫星多态数据，并且包含种族特异频率和基因型数据、实验条件、分子背景以及功能特性和临床变异的定位信息.

3. 向 dbSNP 数据库提交数据

向 dbSNP 数据库提交的信息包括 SNP 的序列信息、等位基因频率和使用的实验方法等. NCBI 给每个提交的 SNP 分配一个编号 ss#, 一个物种基因组 SNP 也将分配一个标识符(人类的 SNP 标识符为 rs#). 所有这些编号或标识符被用于将 SNP 映射到外部资源或数据库中，包括 NCBI 中其他数据库. 提交者需要对文本操作语言有一定的掌握程度. 下面介绍在 dbSNP 数据库中进行 SNP 基因序列查询的步骤. 例如, 查询 RUNX1 基因(图 4-30). 搜索出来人类的 RUNX1 基因 SNP 数据库记录有 51 026 条(图 4-31)，每一条都可以进行点击查看.

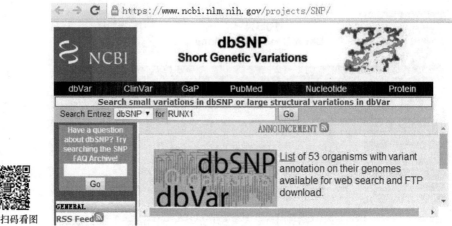

图 4-30　SNP RUNX1 基因序列查询界面

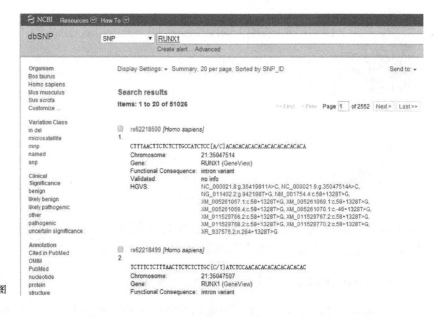

图 4-31　RUNX1 SNP 数据库记录

以 rs62218500 为例，点击后会出现如图 4-32 所示的界面，显示数据库中关于这个 SNP 的全部信息，包括 SNP 的位置、上下游的核苷酸序列信息、SNP 的提交情况及不同群体杂合度报告等参考信息.

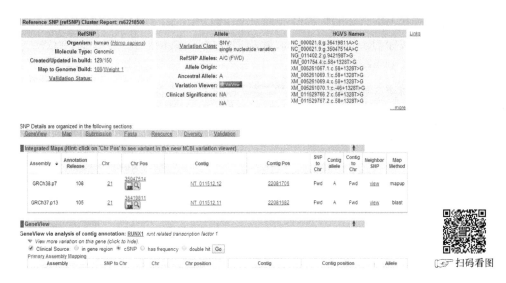

图 4-32　数据库中 rs62218500 的信息

4.7.2　dbGaP 数据库

dbGaP 数据库(https://www.ncbi.nlm.nih.gov/gap)是遗传型/表型数据库,存储的是现有的遗传型和表型的研究结果,以及基因型之间的联系和非临床特征,包括全基因组关联研究、医疗测序和分子诊断化验等.dbGaP 中的信息是以层次结构组织的,包含登记的主体、表型(作为变量和数据集)、各种分子实验数据(SNP和表达阵列数据,序列和表观基因组标记)的分析和记录.dbGaP 数据库界面如图 4-33 所示.

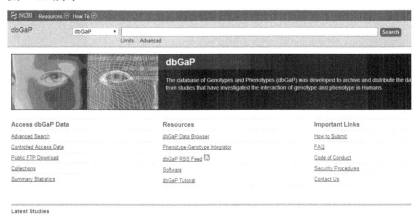

☞扫码看图

图 4-33　dbGaP 数据库界面

　　例如，想获得阿尔茨海默病的数据，在空白栏中输入"Alzheimer's disease"，点击"Search"按钮，则获得如下界面，可以看到关于 Alzheimer's disease 的 GWAS 研究等，如图 4-34 所示.

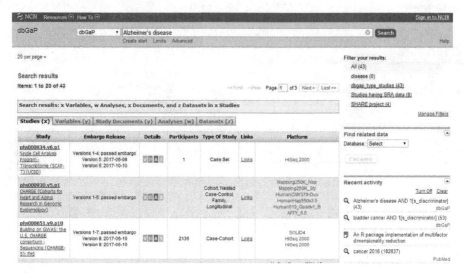

图 4-34　Alzheimer's disease 的 dbGaP 搜索界面

☞扫码看图

　　dbGaP 数据采取申请开放的获取机制，用户首先需要递交申请书，经过一两个月的审查批准后，才能使用 NCBI 的 Aspera 工具下载数据及密钥，还需要用 SRAtoolkits 解密并提取目标格式文件.

第5章 蛋白质组学数据分析

随着人类基因组计划的实施和推进，生命科学研究已进入以基因组学、蛋白质组学、代谢组学等组学研究的后基因组时代. 在这个时代，生命科学的研究从结构基因组学演变为功能基因组学，蛋白质组学的研究越来越受到关注和重视.

5.1 蛋白质组学概述

蛋白质是生物体中含量最高，功能最重要的生物大分子. 作为生命的物质基础之一，蛋白质在催化生命体内各种反应进行、调节代谢、抵御外来物质入侵及控制遗传信息等方面都起着至关重要的作用，因此蛋白质也是生命科学中极为重要的研究对象.

蛋白质组是由澳大利亚学者 Williams 和 Wilkins 于 1994 年首先提出，"proteome"意指"一个细胞或一个组织基因组所表达的全部蛋白质"，是对应于一个基因组的所有蛋白质构成的整体. 而蛋白质组学(proteomics)是指应用各种技术手段来研究蛋白质组的一门新型科学，其目的是从整体的角度分析细胞内动态变化的蛋白质组成成分、表达水平与修饰状态，了解蛋白质之间的相互作用，揭示蛋白质功能与细胞生命活动的规律.

蛋白质组学的研究主要从以下几方面进行：鉴定特定细胞、组织或器官的蛋白质种类(蛋白质组鉴定)、特定条件下蛋白质的表达量变化研究(定量蛋白质组学)、明确蛋白质在生命活动中执行的功能(功能蛋白质组学)、揭示蛋白质之间复杂的相互作用机制(相互作用蛋白质组学)、描绘蛋白质的精确二维、三维以至四维结构(结构蛋白质组学)以及蛋白质翻译后修饰研究等，如图 5-1 所示.

蛋白质组概念的提出，标志着生命科学的一个崭新时代——蛋白质组时代已经开始. 以蛋白质组为研究对象，通过对基因表达产物——蛋白质进行整体、动态、定量水平上的研究，来阐述环境、疾病、药物等对细胞代谢的影响，并分析其主要的作用机制，解释基因表达调节的主要方式. 对蛋白质组的研究不仅能够认识生命的活动规律，还能为阐明各种疾病的发病机制及防治提供理论依据. 因此，蛋白质组学已逐步成为联系基因组序列与细胞行为研究的学科，应用于生命科学研究的各个领域. 一般蛋白质组学的研究框架如图 5-2 所示.

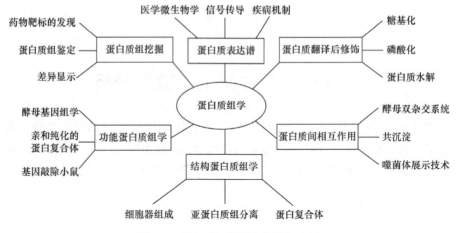

图 5-1　蛋白质组学研究分类与应用

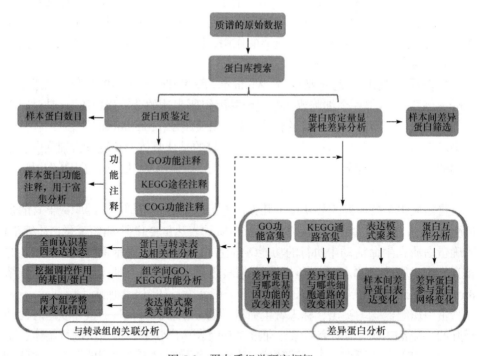

图 5-2　蛋白质组学研究框架

5.2　蛋白质组学研究的技术体系

蛋白质组学的发展与其技术的发展紧密相关. 蛋白质组学研究的技术包括双向凝胶电泳、生物质谱技术、蛋白质芯片技术等. 当前对蛋白质组学的技术研究主要分以下五大类：第一类是凝胶和非凝胶的蛋白质组电泳分析技术；第二类是基于生物质谱技术的蛋白质组质谱分析技术；第三类是功能蛋白质组学技术；第四类是结构蛋白质组学技术；第五类是基于生物信息学的蛋白质组学数据的分析处理技术. 正是由于建立了如此丰富全面的技术系统，蛋白质组学的研究才得以飞速发展.

5.2.1 蛋白质组电泳分析技术

在整个蛋白质组学的研究中，分离技术是最基础的部分. 对复杂的蛋白质样品或者其酶解产物进行有效的分离，是对样品做后续鉴定的先决条件. 目前蛋白质组学常用的分离技术主要有两种类型：

第一类是凝胶技术，主要包括双向凝胶电泳(two-dimensional electrophoresis, 2-DE)技术以及双向荧光差异凝胶电泳(two-dimensional fluorescence difference gel electrophoresis, 2D-DIGE)技术.

第二类是非凝胶技术，主要是液相色谱(liquid chromatography, LC)技术，尤其是高效液相色谱(high performance liquid chromatography, HPLC)技术和多维液相色谱(multi-dimensional liquid chromatography, MDLC)技术.

1. 凝胶电泳技术

传统的双向凝胶电泳技术由 O'Farrell 和 Klose 等于 1975 年建立. 第一向为等电聚焦(isoelectrofocusing, IEF)：使蛋白质根据等电点不同进行分离；第二向为 SDS-聚丙烯酰胺凝胶电泳(SDS-polyacrylamide gel electrophoresis, SDS-PAGE)：将等电聚焦后的胶条放在 SDS-PAGE 上再根据蛋白质分子量不同进行电泳分离. 由于具有高分辨率的特点，双向凝胶电泳在蛋白质组学的研究当中始终占据着重要的地位.

双向凝胶电泳技术第一向利用固相 pH 梯度(immobilized pH gradient, IPG)等电聚焦技术，具有上样量大、分辨率高、重复性好等优点，并且可以提供蛋白质的等电点(pI)和分子量(MW)数值信息，有助于蛋白质的鉴定. 双向凝胶电泳胶上常见的异构体(isoform)多是蛋白质翻译后修饰的结果，对于这些蛋白质点的分析有助于了解对蛋白质功能影响重大的翻译后修饰. 其经典技术路线是样品制备→二维电泳→蛋白分离→染色(分银染和荧光染色)→蛋白质点切割→酶切消化→脱盐浓缩→点样→质谱分析→自动搜索数据库来鉴定蛋白质.

双向荧光差异凝胶电泳是在传统的双向凝胶电泳基础上发展出的新技术. 它采用专有的荧光染料与多重样本和图像分析的方法，在同一块胶上可同时分离多个由不同荧光标记的样品，并以荧光标记的样品混合物为内标，对每个蛋白质点和每个差异都可以进行统计学可信度分析，从而具有良好的重复性和较高的准确率. 此外，荧光染料的使用，使得双向荧光差异凝胶电泳具有高灵敏度的特性，能够满足高通量差异蛋白质组学研究分析的要求，是蛋白质组学凝胶定量的代表性技术，其工作流程如图 5-3 所示.

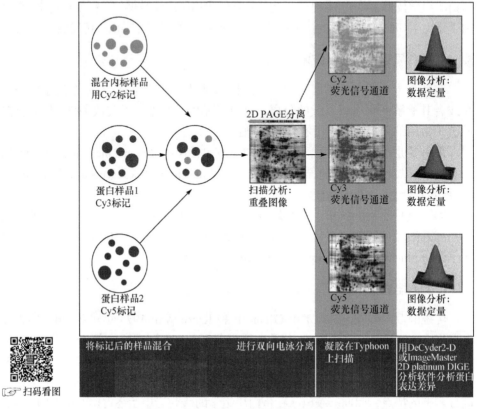

图 5-3　双向荧光差异凝胶电泳(2D-DIGE)工作流程

2. 液相色谱和多维液相色谱技术

液相色谱技术是目前蛋白质组学最常用的分离技术，尤其是可以实现与质谱的自动化联用，对于蛋白质组学的研究具有重大意义. 除了自动化后可节省大量的工作外，其意义还在于当实验样品蛋白质量很少时，可以直接进行鸟枪法(shotgun)分析，而不再依赖于双向凝胶电泳.

对于蛋白质组学有重大意义的色谱分离技术是多维液相色谱技术，这种分离技术与串联质谱联用的 2D-LC-MS/MS 可以检测动态范围为 10 000∶1 内的低丰度肽段，是目前蛋白质组学研究中最主要的技术路线，可快速、高通量鉴定复杂蛋白质混合物. 在多维液相色谱技术中，最常用的是离子交换色谱-反相液相色谱的联用. 离子交换色谱是通过溶质在离子交换色谱固定相上具有不同的保留能力而实现样品分离的色谱技术，而反相液相色谱是基于溶质疏水性的差异而实现分离的色谱技术. 通过这两种色谱模式的联用，可以实现对复杂生物样品的二维分离.

5.2.2　蛋白质组质谱分析技术

生物质谱技术是蛋白质组学研究中最重要的鉴定技术，其基本原理是样品分子离子化后，根据不同离子之间的荷质比(M/E)的差异来分离并确定分子量. 经过双向电泳分离的目标蛋白质用胰蛋白酶酶解成为肽段，对这些肽段用质谱进行鉴定与分析.

蛋白质谱鉴定是蛋白质组学研究的核心技术之一，根据其检索方式的不同又分为肽指纹图谱检索(peptide mass fingerprint, PMF)、序列检索(sequence query)以及串联质谱离子检索(MS/MS Ion Search)等鉴定方法. 其中，串联质谱离子检索已逐渐取代肽指纹图谱检索，成为目前最常用的质谱鉴定方式，其丰富的肽段碎片质谱信息使得即使对于混合蛋白以及大数据库检索也能获得很可靠的结果.

蛋白质组定量技术一般分为标记法和非标记法两种类型. 目前常用的标记法有 iTRAQ(isobaric tags for relative and absolute quantitation)(体外)、TMT(Tandem Mass Tag)、SILAC(Acids in Cell Culture)(体内)三种基于同位素标签进行半定量的方法. iTRAQ 技术是由美国应用生物系统公司 2004 年开发的同位素标记的相对和绝对定量技术. 该技术采用 4 种或 8 种同位素的标签，通过特异性标记多肽的氨基团，然后进行串联质谱分析，可同时比较 4 种或 8 种不同样品中蛋白质的相对含量.

iTRAQ 试剂是一种小分子同重元素化学物质，包括三部分：一端是报告基因(reporter group)，另一端是肽反应基因(peptide reactive group)，中间是平衡基因(balance group).

iTRAQ 由一分子报告基团、一分子平衡基团和一分子反应基团组成. 以 4 标为例，由于报告基团可分为 4 个不同的分子量，包括 114Da、115Da、116Da 和 117Da，平衡基团又有对应的 4 个不同的分子量，依次为 31Da、30Da、29Da 和 28Da,所以一分子报告基团和一分子平衡基团的总分子量是 145Da,这 4 个 iTRAQ 标记表现出相同的分子量. 在一级质谱中，不同样品中的相同的肽段表现出相同的质荷比. 在进入二级质谱时，iTRAQ 试剂中的三个基团之间的链断开，平衡基团丢失，4 个 iTRAQ 标记只表现出报告基团的分子量，所以根据 4 个报告基团分子量的不同，则可以区分出来源不同的相同肽段，如图 5-4 所示. 最后再使用数据库对质谱得出的图谱进行分析，从而得到蛋白的定性定量信息.

iTRAQ 技术的优势：①通量高，可一次实现最多 8 次样品的分离分析；②重复性好且定量准确，所有样品的分离鉴定条件完全一致，保证了实验重复性，同时增强了定量的准确性；③分辨率高，可与最高分辨率的 LC-MSMS 技术结合，实现对低丰度蛋白的定量定性分析；④数据丰富，可以获得检测到的所有蛋白的定性和定量信息；⑤自动化程度高，以高分辨率液质联用为基础，自动化操作，分析速度快.

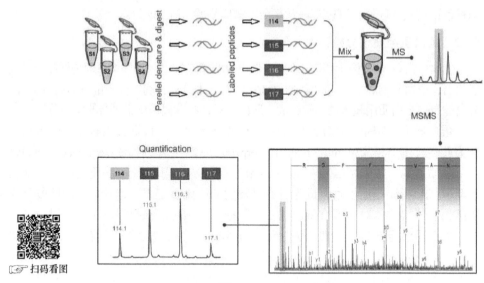

扫码看图

图 5-4　iTRAQ 工作原理

5.2.3　功能蛋白质组学技术

功能蛋白质组学(functional proteomics)是通过分析蛋白质间的互作、三维结构、细胞定位及翻译后修饰，来明确细胞或组织中全部蛋白质的生理功能. 功能蛋白质组学侧重于从全局的角度鉴定和分类蛋白质的功能、活性和互作.

1. 蛋白质芯片技术

蛋白质芯片(protein chip)技术又称蛋白质微阵列(protein microarray)，是一种高通量、小型化、平行性的生物监测技术. 该技术通过靶分子和捕捉分子相互作用来监测蛋白质分子之间的相互作用，将大量蛋白质分子按预先设置的排列固定于一种载体表面，形成微阵列，根据蛋白质分子间特异性结合的原理，构建微流体生物化学分析系统，以实现对生物分子的准确、快速、大信息量的检测. 与基因芯片一样，具有高通量、平行性、微型化、自动化的特点. 蛋白质芯片主要有三类：蛋白质微阵列、微孔板蛋白质芯片、三维凝胶块芯片等. 蛋白质芯片的主要应用如图 5-5 所示.

2. 酵母双杂交技术

酵母双杂交系统是在真核模式生物酵母中进行的，研究活细胞内蛋白质间相互作用，对蛋白质之间微弱的、瞬间的作用也能通过报告基因的表达产物敏感地检测得到. 酵母双杂交系统最主要的应用是快速、直接分析已知蛋白之间的相互

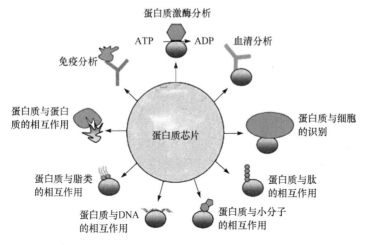

图 5-5　蛋白质芯片的主要应用

作用以及分离新的与已知蛋白作用的配体及其编码基因. 但酵母双杂交系统仍存在一些局限性:

(1) 系统分析蛋白间的相互作用定位于细胞核内, 而许多蛋白间的相互作用依赖于翻译后加工如糖基化、二硫键形成等, 这些反应在核内无法进行. 另外, 有些蛋白的正确折叠和功能有赖于其他非酵母蛋白的辅助, 这限制了对某些细胞外蛋白和细胞膜受体蛋白等的研究.

(2) 另一个重要的问题是"假阳性". 由于某些蛋白本身具有激活转录功能或在酵母中表达时发挥转录激活作用, 使 DNA 结合结构域杂交蛋白在无特异激活结构域的情况下可激活转录. 另外, 某些蛋白表面含有对多种蛋白质的低亲和力区域, 能与其他蛋白形成稳定的复合物, 从而引起报告基因的表达, 产生"假阳性"结果.

3. 免疫共沉淀技术

免疫共沉淀技术(co-immunoprecipitation, CoIP)是研究蛋白-蛋白间相互作用的经典方法, 属于免疫沉淀技术的一类, 常用于鉴定特定蛋白复合物中的未知蛋白组分. 免疫共沉淀技术的原理是, 假设一种已知蛋白是某个大的蛋白复合物的组成成员, 那么利用这种蛋白的特异性抗体, 就可能将整个蛋白复合物从溶液中"拉"下来(pull-down), 进而可以用于鉴定这个蛋白复合物中的其他未知成员. 免疫共沉淀的特点可以概括为两点, 第一是天然状态, 第二是蛋白复合物. 但该技术也存在一些局限性:

(1) 可能检测不到低亲和力的和瞬间的蛋白质-蛋白质相互作用.

(2) 两种蛋白质可能不是直接结合, 可能有第三者在中间起桥梁作用.

(3) 必须在实验前预测目的蛋白是什么, 以选择最后检测的抗体, 若预测不正确, 实验就得不到结果, 因此方法本身具有冒险性.

5.2.4　结构蛋白质组学技术

蛋白质是生命活动的主要承担者, 在生命体内执行复杂的生物学功能. 蛋白质的结构与功能之间的关系非常密切. 一级结构决定了二级、三级等高级空间结构, 高级空间结构决定了生物学活性和理化性质, 如图 5-6 所示. 蛋白质空间构象的异常变化, 如不能正确折叠或错误折叠, 往往导致错误定位而引起疾病, 即蛋白质构象病变, 如疯牛病就是蛋白质构象病中的一种.

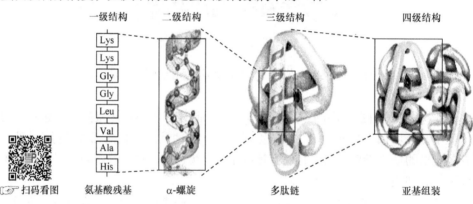

图 5-6　蛋白质四级结构

结构蛋白质组学(structural proteomics)是一种针对有基因组或转录组数据库的生物体或组织、细胞, 建立其蛋白质或亚蛋白质组(蛋白质表达谱)及其蛋白质组连锁群的一种全景式的蛋白组学研究, 从而获得对有机体生命活动的全景式认识.

测定蛋白质结构的三维结构方法有 X 线晶体学(X-ray crystallography)、磁共振(nuclear magnetic resonance, NMR)、冷冻电子显微镜(cryoelectron microscope, cryo-EM)和 X 线自由电子激光(X-ray free electron laser, XFEL).

5.3　蛋白质组学数据库及分析软件

蛋白质组学产生了海量数据, 如何将这海量的蛋白质组学数据进行储存和加工, 使之转变成可以理解的具有生物学意义的结果(如蛋白质名称、多肽序列、蛋白质结构、蛋白质差异等), 数据库及相关分析软件是蛋白质组学研究不可缺少的重要信息学工具.

蛋白质的结构层次及对应的数据库资源见表 5-1，其对应的信息学资源按对应方式可分为蛋白质序列数据库、蛋白质模式模体数据库、蛋白质结构数据库及蛋白质结构预测数据库.

表 5-1　蛋白质结构层次及其对应数据库

结构层次	数据类型	常用数据库
一级结构	序列	UniProt、PIR、InterPro
二级结构	序列模体	PROSITE
三级结构	结构域或结构模块	PDB
结构分类	结构层次	SCOP、CATH

5.3.1　蛋白质序列数据库

基于蛋白质序列信息的数据库是生物信息学数据库中最基本的数据库，这些数据库以氨基酸残基顺序为基本内容，并附有注释信息(计算机的序列分析结果和生物学家查阅文献的结果). 基于蛋白质序列的数据库很多，主要有 UniProt 数据库、蛋白质信息资源数据库 PIR、蛋白质序列分析与分类数据库 InterPro 等.

1. UniProt 数据库

UniProt(universal protein)数据库是一个集中收录蛋白质资源并能与其他资源相互联系的数据库(http://www.uniprot.org)，也是目前为止收录蛋白质序列目录最广泛、功能注释最全面的一个数据库. UniProt 是由欧洲生物信息学研究所(European Bioinformatics Institute)、美国蛋白质信息资源(Protein Information Resource)以及瑞士生物信息研究所(Swiss Institute of Bioinformatics)等机构共同组成的 UniProt 协会(UniProt Consortium)编辑、制作的一个信息资源，旨在为从事现代生物研究的科研人员提供一个有关蛋白质序列及其相关功能方面的广泛的、高质量的并可免费使用的共享数据库. UniProt 提供详细的蛋白质序列、功能信息，如蛋白质功能描述、结构域结构、转录后修饰、修饰位点、变异度、二级结构、三级结构等，同时提供其他数据库，包括序列数据库、三维结构数据库、2-D 凝胶电泳数据库、蛋白质家族数据库的相应链接.

UniProt 数据库由 UniProt 知识库(UniProtKB)、UniProt 参考资料库(UniRef)及 UniProt 档案(UniParc)等构成，如图 5-7 所示.

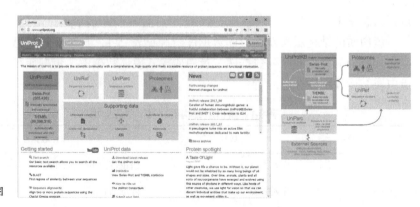

☞ 扫码看图

图 5-7　UniProt 数据库

(1) UniProtKB 数据库：UniProtKB 是一个专家级的数据库，他可以通过与其他资源进行交互查找的方式为用户提供一个有关目的蛋白质的全面的综合信息. UniProtKB 包括两个组成部分：UniProtKB/Swiss-Prot 与 UniProtKB/TrEMBL.

UniProtKB/Swiss-Prot 主要收录人工注释的序列及其相关文献信息和经过计算机辅助分析的序列. 这些注释都是由专业的生物学家给出的，准确性无需置疑.

UniProtKB/TrEMBL 收录的则是高质量的经计算机分析后进行自动注释和分类的序列.

(2) UniParc 数据库：UniParc 是关于蛋白质序列的全面数据库，它储存了大量的蛋白质序列资源，反映了所有蛋白质序列的历史. UniParc 收录了不同数据库来源的所有的最新蛋白质序列和修订过的蛋白质序列，因此可以保证数据收录的全面性. 为了避免出现冗余数据，UniParc 将所有完全一样的序列都合并成了一条记录，而不论这些数据是否来自同一物种.

UniParc 还收录每天最新的数据和修改过的数据，并交叉参考这些数据，及时对 UniParc 中的数据做出修订. UniParc 中每一条记录包含的基本信息包括标识符、序列、循环冗余校验码、来源数据库中的检索号、版本号、时间印记.

(3) UniRef 数据库：UniRef 可以通过序列同一性对最相近的序列进行归并，加快搜索速度. UniRef 对来自 UniProtKB 的数据包括各种剪接变异体进行了分类汇总，还从 UniParc 中选取了一些数据以求能完整、没有遗漏地收录所有数据，同时也保证没有冗余数据. 该数据库的同一性(identity)分为三个级别：100%、90%和50%.

2. PIR 数据库

PIR(protein information resource)数据库，即蛋白质信息资源数据库，是一个蛋白质信息学的公共信息源及支持服务于一体的资源网站(http://pir.georgetown.edu).
它致力于基因组学和蛋白质组学的研究及科学探索，由美国国家生物医学研究基
金会(National Biomedical Research Foundation, NBRF)、日本国际蛋白质信息数据
库(Japanese International Protein Information Database, JIPID)和德国慕尼黑蛋白质
序列信息中心(Munich Information Center for Protein Sequences, MIPS)三家实验室
共同收集和维护，图 5-8 所示为该网站首页. 该数据库信息按照数据性质和注释
层次分为四个不同类型，分别为 PIR1、PIR2、PIR3 和 PIR4，见表 5-2.

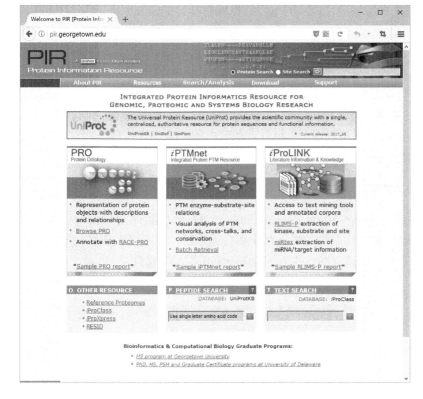

☞ 扫码看图

图 5-8　PIR 数据库

表 5-2　**PIR 数据库的信息类型**

结构层次	说明
PIR1	已分类、已注释(classified and annotated)
PIR2	已注释(annotated)
PIR3	未核实(unverified)
PIR4	未翻译(unencoded or untranslated)

(1) PIR 的功能：PIR 帮助研究者鉴别和解释蛋白质序列信息，研究分子进化、功能基因组. 它是一个全面的、经过注释的、非冗余的蛋白质序列数据库. 所有序列数据都经过整理，超过 99%的序列已按蛋白质家族分类，一半以上还按蛋白质超家族进行了分类. 除了蛋白质序列数据之外，PIR 还包含以下信息：蛋白质名称、蛋白质的分类、蛋白质的来源；关于原始数据的参考文献；蛋白质功能和蛋白质的一般特征，包括基因表达、翻译后处理、活化等；序列中相关的位点、功能区域.

(2) PIR 的主要数据库：PIR 的主要数据库包括：iProLink——蛋白质文献、信息和知识整合数据库；iProClass——蛋白质知识整合数据库；PIRSF——蛋白质家族分类系统；PIR-NREF——非冗余的蛋白质参考资料数据库；UniProt——通用蛋白质资源库.

(3) PIR 的检索服务：PIR 提供三种类型的检索服务，一是基于文本的交互式查询，用户通过关键字进行数据查询. 二是标准的序列相似性搜索，包括 BLAST、FastA 等. 三是结合序列相似性、注释信息和蛋白质家族信息的高级搜索，包括按注释分类的相似性搜索、结构域搜索等.

3. InterPro 数据库

InterPro 数据库(http://www.ebi.ac.uk/interpro/)是蛋白质序列分析与分类的蛋白质综合数据库，它是从大量的数据库中整合而成的，包括蛋白质结构域、蛋白质家族、功能位点等信息，图 5-9 所示为 InterPro 数据库首页.

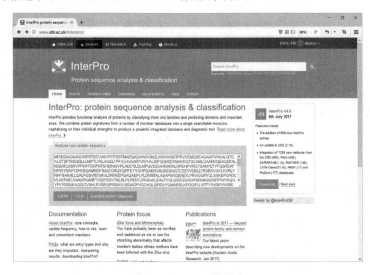

扫码看图

图 5-9 InterPro 数据库

5.3.2 蛋白质模式模体数据库

1. PROSITE 数据库

PROSITE 数据库(http://www.expasy.org/prosite/)收集了有显著生物学意义的蛋白质位点序列、蛋白质特征序列谱库及序列模型，并能依据这些特征属性快速可靠地鉴定出一个未知功能的蛋白质序列属于哪个蛋白质家族，即使在蛋白质序列相似性很低的情况下，也可以通过搜索隐含的功能结构模体(motif)来鉴定，因此是有效的序列分析数据库.

PROSITE 中涉及的序列模式包括酶的催化位点、配体结合位点、金属离子结合位点、二硫键、小分子或者蛋白质结合区域等，此外，PROSITE 还包括由多序列比对构建的序列表谱(profile)，能更敏感地发现序列中的信息，见图 5-10. 同时，数据库提供了以下序列分析工具：

(1) ScanProsite：该工具用于搜索所提交的序列数据是否包含 PROSITE 数据库中的序列模式或 SWISS-PROT 数据库中已提交的序列模式.

(2) MotifScan：该工具用于查找未知序列中所有可能的已知结构组件，数据库包括 PROSITE 序列表谱、PROSITE 模式、Pfam 收集的隐马尔可夫模式(HMM).

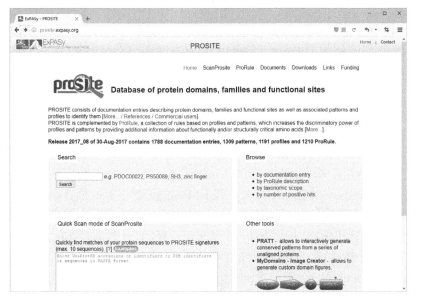

☞ 扫码看图

图 5-10 蛋白质家族及结构域数据库 PROSITE

2. 蛋白质结构域数据库

(1) Pfam 数据库：Pfam(protein families database of alignments and HMMs)，即

蛋白质家族序列比对及隐马尔可夫模式数据库，其中每一个蛋白质家族都以多序列比对和隐马尔可夫模型的形式来表示，见图 5-11.

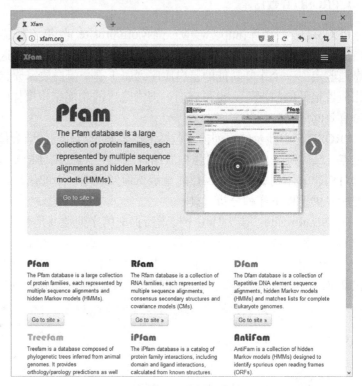

☞扫码看图

图 5-11　Pfam 数据库

　　在 Pfam 中，蛋白质家族被分为质量高低的两类：Pfam-A 和 Pfam-B. Pfam-A 是高质量的、人工管理的蛋白质家族. 其中的条目来自于 Pfamseq(Pfam 的序列数据库)，这个数据库的建立基于最新发布的 UniProtKB. 每个 Pfam-A 家族由种子的比对、来自种子序列比对的隐马尔可夫模型(HMM)的描述以及一个自动生成的全局比对(包含家族中所有可以找到的蛋白序列，找到哪些蛋白序列由搜索序列数据库得到的 HMM 描述决定)来表示. Pfam-B 是未经注释的、从最新发布的 ADDA 中非冗余聚类中自动生成的低质量蛋白质家族. ADDA(automatic domain decomposition algorithm)是一个用于对所有蛋白质结构域家族进行结构域分解和聚类的自动算法.

　　(2) ProDom 数据库：ProDom 数据库(http://prodom.prabi.fr/ prodom/current/html /home.php)是一套全面的从 UniPro 知识库中自动产生的蛋白质结构域家族数据库，见图 5-12.

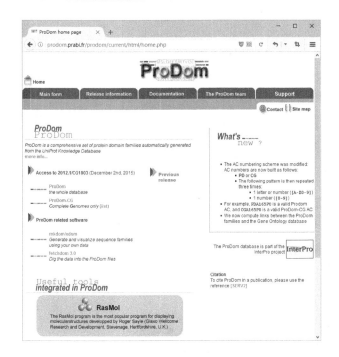

☞ 扫码看图

图 5-12　ProDom 数据库

5.3.3　蛋白质结构数据库

随着测序技术和预测方法的不断发展,产生了很多蛋白质结构相关的数据库,这些数据库存储了蛋白质的序列、分类、结构、结构修饰等信息, 表 5-3 列出了常用的蛋白质结构数据库.

表 5-3　常用蛋白质结构数据库

数据库	网址	备注
PDB	http://www.rcsb.org/pdb	主要的蛋白质三维结构数据库
CATH	http://www.cathdb.info	另一个有名的蛋白质结构和结构域主要结构分类库
SCOP	http://scop2.mrc-lmb.cam.ac.uk/	蛋白质结构分类数据库, 将已知结构蛋白进行有层次分类
MMDB	http://www.ncbi.nlm.nih.gov/Structure/MMDB/mmdb.shtml	NCBI 维护的蛋白质结构数据库
MODBASE	http://modbase.compbio.ucsf.edu/modbase-cgi/index.cgi	用同源比对法生成的模型结构数据库
Enzyme Structure	http://www.ebi.ac.uk/thornton-srv/databases/enzymes/	从 PDB 数据库中整理已知结构的酶蛋白数据库
ModBase	http://modbase.compbio.ucsf.edu/modbase-cgi/index.cgi	用同源比对法生成的模型结构数据库

1. PDB 数据库

PDB 数据库(protein dataBank)(http://www.rcsb.org/pdb/)由美国国家自然科学基金会、能源部和国立卫生研究院共同投资建立, 主要由 X 线晶体衍射和磁共振测得的生物大分子三维结构所组成, 图 5-13 所示为该网站首页.

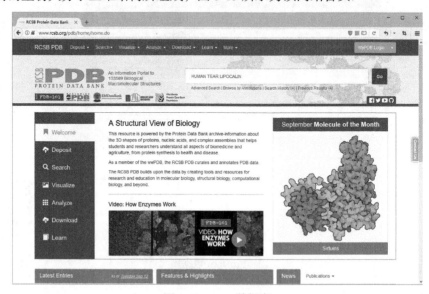

图 5-13　PDB 数据库

☞扫码看图

PDB 数据库以文本文件的方式存放数据, 每个分子各用一个独立的文件. 除了原子坐标外, 还包括物种来源、化合物名称、结构递交及有关文献等基本注释信息, 还给出了分辨率、结构因子、温度系数、蛋白质主链数目、配体分子式、金属离子、二级结构信息、二硫键位置等和结构有关的数据.

以人类泪液载脂蛋白(HUMAN TEAR LIPOCALIN)为例, 介绍在 PDB 数据库中结构检索和可视化过程.

(1) 在图 5-13 上方的输入框中输入 "HUMAN TEAR LIPOCALIN", 在自动出现的下拉框中选择 "Organism/Homo sapiens(37229)".

(2) 得到多个结构数据, 按分布时间从新到旧排序, 选择 "PDB ID = 5GW0" 的搜索结果进入蛋白质的具体界面, 见图 5-14.

(3) 点击右上角的 "Download Files" 下载其 pdb 格式的文件保存.

另外, 还可以使用 RasMol 软件(http://www.rasmol.org/software/rasmol)来直接观察 PDB 中的蛋白质数据的三维结构(图 5-15). 其他常用的蛋白质结构观察和修改工具软件见表 5-4.

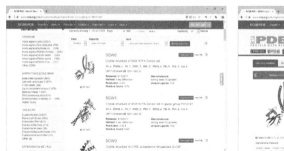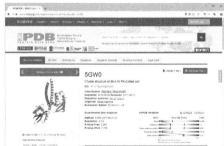

图 5-14　PDB 数据库查找结果

☞ 扫码看图

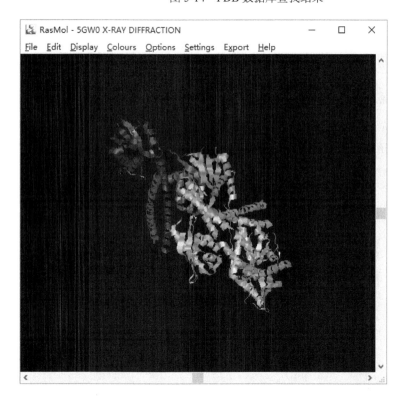

☞ 扫码看图

图 5-15　RasMol 显示的蛋白质三维结构图

表 5-4　常用蛋白质结构观察和修改工具

工具	网址	备注
RasMol	http://www.rasmol.org/software/rasmol	很有名的三维观察软件，操作界面简洁，用命令行实现多种功能
Swiss-PdbViewer	http://ca.expasy.org/spdbv/	一个界面非常友好的工具，可以分析蛋白质的结构性质，比较活性位点或突变点

续表

工具	网址	备注
Jmol	http://jmol.sourceforge.net/	一个基于 Java 语言开发三维观察工具, 大多是作为一个内嵌式网页工具快速浏览结构数据库数据
PyMol	https://pymol.org/2/	一个基于开源的三维观察工具, 有很多额外的插件来提升功能
VMD	http://www.ks.uiuc.edu/Research/vmd/	用内建的脚本来浏览、分析三维结构, 还可以以动画的形式模拟蛋白质结构
Chimera	http://www.cgl.ucsf.edu/chimera/index.html	免费分子模拟显示程序, 还包括结构比对、药物筛选等功能
ICM-Browser	http://www.molsoft.com/icm_browser.html	三维分子浏览工具, 有序列比对显示功能

2. CATH 数据库

CATH 数据库(http://www.cathdb.info/)是收录蛋白质结构域的数据库, 根据结构与同源性将蛋白质结构域分为: 类(class, C)、架构(architecture, A)、拓扑(topology, T)和同源超家族(homologous superfamily, H)几个层次. 截至 2018 年 6 月 26 日, CATH版本为 v4.2.0, 含有 434857 蛋白质结构域, 6119 同源蛋白超家族, 见图 5-16.

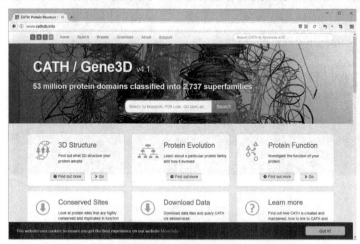

☞ 扫码看图

图 5-16　CATH 数据库
数据库中的数据是动态变化的

3. SCOP 数据库

SCOP 数据库(structural classification of proteins database)是收录蛋白质结构域的数据库(http://scop2.mrc-lmb.cam.ac.uk/). SCOP 的目标是提供关于已知结构蛋白

质之间的结构和进化关系的信息,所涉及的蛋白质包括结构数据库 PDB 中的所有条目. SCOP 数据库除了提供蛋白质结构和进化关系信息外,对于每一个蛋白质还包括下述信息：到 PDB 的链接、序列、参考文献、结构的图像等. SCOP 根据数据结构与进化关系用人工及计算机自动处理，将蛋白质空间结构的组成分为Protein relationships(蛋白质关系)、Structural classes(结构类)、Protein types(蛋白质类型)和 Evolutionary events(进化事件)四个等级. 其中按空间结构分出类与折叠，按进化关系分出超家族与家族等，见图 5-17.

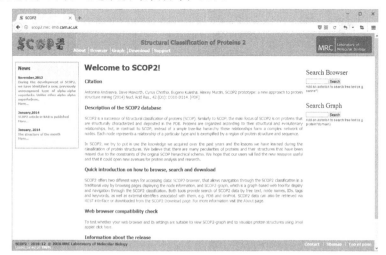

☞扫码看图

图 5-17　SCOP 数据库

CATH 数据库与 SCOP 数据库相比，SCOP 数据库更注重从蛋白质进化的角度来对蛋白质进行分类，而 CATH 数据库偏重于从结构角度对蛋白质分类.

5.3.4　蛋白质结构预测数据库

一种氨基酸序列只可能有一种蛋白质结构，这就是计算机预测蛋白质结构的意义所在. 根据安芬森的热动力学原理，蛋白质在细胞中应该处在它与环境的自由能最低态. 这意味着可以根据物理、化学、生物学等知识来设计蛋白质的能量函数，以此寻找这种最低自由能所代表的结构. 蛋白质结构预测一般流程见图 5-18.

1. 蛋白质二级结构预测

蛋白质二级结构的预测通常被认为是蛋白结构预测的第一步，二级结构是指α螺旋和β折叠等规则的蛋白质局部结构元件. 不同的氨基酸残基对于形成不同的二级结构元件具有不同的倾向性. 按蛋白质中二级结构的成分可以把球形蛋白分

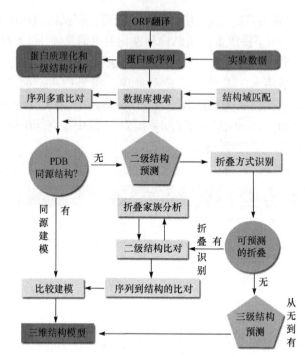

图 5-18　蛋白质结构预测一般流程

为全α蛋白、全β蛋白、α+β蛋白和α/β蛋白等四个折叠类型. 预测蛋白质二级结构的算法大多以已知三维结构和二级结构的蛋白质为依据，用人工神经网络、遗传算法等技术构建预测方法. 常用蛋白质二级结构预测工具见表 5-5.

表 5-5　常用蛋白质二级结构预测工具

工具	网址	备注
PredictProtein	http://www.predictprotein.org/	提供多项蛋白质性质分析，并有较好的准确性
SOPMA	http://npsa-pbil.ibcp.fr/cgi-bin/npsa_automat.pl?page=npsa_sopma.html	可以比较各种分析方法得到的结果，也可输出"一致性结果"
Jpred	http://www.compbio.dundee.ac.uk/jpred/	基于Jnet神经网络的分析程序，并采用PSI-BLAST来构建序列 profile 进行预测，对于序列较短、结构单一的蛋白预测较好
nnPredict	http://130.88.97.239/bioactivity/nnpredictfrm.html	预测蛋白质序列中潜在的亮氨酸拉链结构和卷曲螺旋
PSIpred	http://bioinf.cs.ucl.ac.uk/psipred	提供跨膜蛋白拓扑结构预测和蛋白 profile 折叠结构识别工具
SSPRED	http://www.bioinformatics.org/sspred/html/sspred.html	基于数据库搜索相似蛋白并构建多重序列比对

(1) PredictProtein：PredictProtein(http://www.predictprotein.org/)可以获得功能预测、二级结构、基序、二硫键结构、结构域等许多蛋白质序列的结构信息. 该方法的平均准确率超过 72%，最佳残基预测准确率达 90%以上. 因此，被视为蛋白质二级结构预测的标准. PredictProtein 预测结果示例如图 5-19 所示.

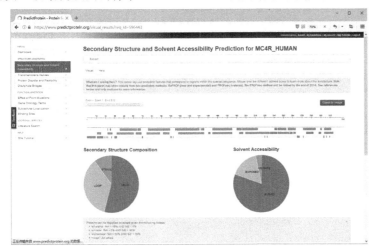

☞ 扫码看图

图 5-19　PredictProtein 预测结果

(2) SOPMA：SOPMA(http://npsa-pbil.ibcp.fr/cgi-bin/npsa_automat.pl?page=npsa_sopma.html)是带比对的自优化预测方法，将几种独立二级结构预测方法汇集成"一致预测结果"，采用的二级结构预测方法包括 GOR 方法、Levin 同源预测方法、双重预测方法、PHD 方法和 SOPMA 方法. SOPMA 预测输入及结果如图 5-20 所示.

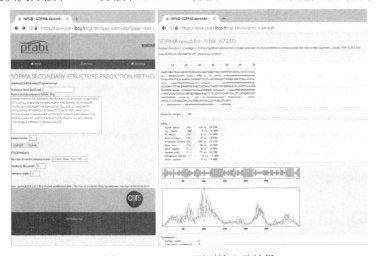

☞ 扫码看图

图 5-20　SOPMA 预测输入及结果

(3) Jpred: Jpred(http://www.compbio.dundee.ac.uk/jpred/)采用的是 Jnet 最新版本的 UniRef 90 和 SCOPe/ASTRAL 算法，预测准确率>82%. 预测输入及结果如图 5-21 所示.

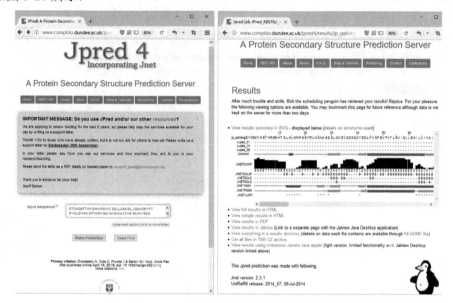

图 5-21　Jpred 预测输入及结果

☞扫码看图

2. 蛋白质三级结构预测

蛋白质三级结构预测是最复杂和最困难的预测技术. 研究发现，序列差异较大的蛋白质序列也可能折叠成类似的三维构象. 由于蛋白质折叠过程仍然不十分明了，从理论上解决蛋白质折叠的问题还有待进一步的科学发展，但也有了一些有一定作用的三级结构预测方法，表 5-6 列出了常用的蛋白质三级结构预测方法，下面以同源建模法 SWISS-MODEL 为例来介绍蛋白质的三级结构预测.

表 5-6　蛋白质三级结构预测方法

预测方法	特点	工具
同源建模法 (Homology/Comparative modelling)	基于序列同源比对，对于序列相似度>30%的序列模拟比较有效，是最常用的方法	SWISS-MODEL，CPHmodels
串线法/折叠识别法 (Threading/Fold recognition)	"穿"入已知的各种蛋白质折叠骨架内，适用于对蛋白质核心结构进行预测，计算量大	THREADER，3D-PSSM
从头预测法(Ab initio/De novo method)	基于分子动力学，寻找能量最低的构象，计算量大，只能做小分子预测	HMMSTR, ROSSETA

SWISS-MODEL(https://www.swissmodel.expasy.org/)是一个自动化的蛋白质比较建模服务器. SWISS-MODEL 采用的是同源建模法来预测, 其基本原理是对于一个未知结构的蛋白质, 找到一个已知结构的同源蛋白质, 以该蛋白质的结构为模板, 为未知结构的蛋白质建立结构模型. SWISS-MODEL 服务器提供给用户三种可选择模式:

Automated Mode(简捷模式): 用于建模的氨基酸序列或是 Swiss-Prot/TrEMBL 编目号(accession)可以直接通过 web 界面提交. 服务器会完全自动地为目标序列建立模型. 用户可以选择指定模板结构, 模板可以来自由 PDB 数据库抽取得到的内建模板库, 也可以上传 PDB 格式的坐标文件.

Alignment Mode(联配模式): 这个模式需要多序列联配的结果, 序列中至少包括目标序列和模板(最多可输入 5 条序列). 服务器会基于比对结果建模. 用户需要指明哪一条序列作为目标序列, 哪一条作为模板.

Project Mode(项目模式): 这种模式允许用户提交经过手工优化的请求给服务器. DeepView 用来建立一个项目文件, 它包含了模板结构, 以及目标序列与模板的联配结果, 这个结果也要上传到服务器. 这种模式提供对建模过程中细节的控制, 例如, 选择不同的模板, 手工编辑目标序列和模板的联配结果, 以便正确地定下插入和删除的位置. 项目模式还能够用于重复改进 Automated Mode 的结果.

本例采用的预测方法是 Automated Mode(UniProtKB AC), 见图 5-22, 点击 "Build Model" 按钮进行在线预测, 预测结果见图 5-23.

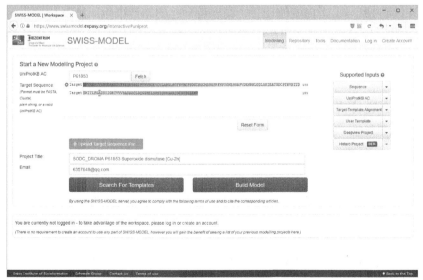

图 5-22　SWISS-MODEL 的数据输入

☞ 扫码看图

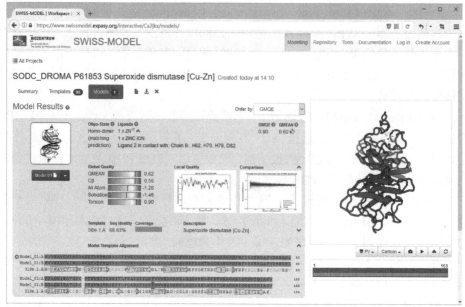

图 5-23　SWISS-MODEL 的预测结果

☞扫码看图

5.4　蛋白质注释及功能预测

蛋白质的结构决定了蛋白质的功能,高度特异化的结构决定了高度特异化的功能. 同时,针对蛋白质的结构分析,很大程度上也是为蛋白质的功能分析和预测服务的. 当前借助于计算机技术和生物信息方法,形成了许多蛋白质功能分析、注释、预测的方法和软件.

5.4.1　基于序列相似性的功能预测

利用序列相似性预测蛋白质功能是最早的功能预测方法. 其理论依据是当若干生物大分子由共同的祖先分子进化而来时,它们往往在序列、结构和生物学功能上具有相似性. 这种预测方法是将未知功能的蛋白质序列作为查询序列,利用序列比对算法,如 BLAST、PSI-BLAST、PHI-BLAST、FASTA 等,搜索已注释的蛋白质序列数据库(如 UniProt 等),找出与查询序列相似的序列,进而从相似序列的功能特性分析外推查询序列的功能信息等.

序列的相似性搜索涉及两类资源:一是相似性搜索和比对软件工具,二是序列数据库资源. 依据序列长度和类型的不同,可以选择不同的序列比对工具,如 MPsrch、BLAST/PSI-BLAST 及 FASTA 等.

5.4.2　基于蛋白质信号的功能预测

蛋白质序列中包含一些相对独立的单元, 即蛋白质信号(protein signature), 包括功能位点(functional site)、保守残基(conserved residue)、残基模式(residue pattern)、模体、指纹(fingerprint)、结构域(domain)等. 蛋白质信号往往在一个蛋白质家族的所有成员中都是保守的, 而在其他蛋白质序列中完全不同, 这意味着该信号对该蛋白质家族来说, 可能起着维持其结构的关键作用或者承担着实现重要生物功能的作用, 可以用来推断蛋白质序列的结构、功能和家族中关键的氨基酸残基等重要信息.

基于蛋白质信号的功能预测方法是通过比对同一家族的多条蛋白质序列以获取相应的信号, 收集整合各信号数据形成各蛋白质模体、结构域与家族数据库(蛋白质信号数据库), 以及相应特定信号的搜索工具. 在对未知蛋白质序列进行功能预测时, 利用信号搜索工具搜索该未知序列中是否存在数据库中保存的蛋白质信号, 通过匹配的蛋白质信号, 可以把未知序列归类到某蛋白质家族, 从而推断其功能. 目前, 蛋白质信号数据大多已经被挖掘并存储在数据库中, 表 5-7 是常用的蛋白质模体、结构域和家族数据库.

表 5-7　常用的蛋白质模体、结构域和家族数据库

数据库	网址	备注
PROSITE	http://prosite.expasy.org/	蛋白质家族及结构域数据库
PRINTS	http://130.88.97.239/PRINTS/index.php	蛋白质模体指纹数据库
eMOTIF	http://motif.stanford.edu/distributions/emotif/	蛋白质序列模体数据库
Pfam	http://xfam.org/	蛋白质家族数据库
ProDom	http://prodom.prabi.fr/prodom/current/html/home.php	蛋白质结构域数据库
SMART	http://smart.embl-heidelberg.de/	蛋白质结构域序列
CDD	https://www.ncbi.nlm.nih.gov/Structure/cdd/cdd.shtml	蛋白质注释资源
Hits	http://myhits.isb-sib.ch/	蛋白质结构域数据
InterPro	http://www.ebi.ac.uk/interpro/	蛋白质家族、结构域和位点的集成信息资源
ProtoMap	http://www.scripps.edu/cravatt/protomap/	蛋白质分类数据库
ProtoNet	http://www.protonet.cs.huji.ac.il/	蛋白质家族数据库

5.4.3　基于蛋白质序列特征的功能预测

蛋白质序列特征可以为蛋白质功能注释提供许多有价值的信息, 可以是蛋白

质氨基酸序列在物理化学性质上的特征(包括氨基酸组成、疏水性、范德华体积、极性、极化率及电荷性质),也可以是能够对蛋白质家族、结构域或功能位点等做出诊断的蛋白质信号、跨膜螺旋、卷曲螺旋、序列重复区等,还可以是蛋白质的翻译后修饰、信号肽与亚细胞定位等.

5.4.4　基于蛋白质空间结构的功能预测

蛋白质结构决定蛋白质性质和功能,相似结构具有类似功能. 而结构比序列更为保守,蛋白质间空间结构比较可以发现序列相似性很低但结构相似的远源同源蛋白,根据这些远源同源蛋白的结构和相关信息可推测蛋白质可能的功能.

5.4.5　基于蛋白质相互作用的功能预测

使用蛋白质相互作用数据预测功能成为近几年新的研究热点. 这些研究一般都基于这样的假设,即两个蛋白质之间相互作用的蛋白质重合越多,在功能上就越可能相关. 蛋白质之间相互作用以及通过相互作用而形成的蛋白复合物是细胞各种基本功能的主要完成者.

5.4.6　基于基因组上下文的功能预测

基于基因组上下文的方法(genomic context method),又称比较基因组方法(comparative genomics method),分别基于结构域融合事件(domain fusion event)、系统进化特征谱(phylogenetic profile)、保守的基因顺序(conserved gene order)、表达谱(expression profiling)及共调控(common regulatory)等预测蛋白质功能.

5.5　蛋白质相互作用网络构建及网络分析

蛋白质是构成生物体的重要生物大分子,调节和控制几乎所有的生命基础活动和高级生物学行为. 从小分子的转运、代谢和信号转导,到单个细胞的增殖、分裂、分化和凋亡,几乎都离不开蛋白质及蛋白质相互作用(protein-protein interaction, PPI). 蛋白质表达量、翻译后修饰、亚细胞定位和蛋白质相互作用的变化,决定了从组织的形成、分化、器官的发育和衰老,到生物个体的发育特征、疾病和死亡.

内源的蛋白质异常(包括表达量过高或不足、突变、异常定位等)导致蛋白质相互作用网络的改变,是机体发生疾病的内在决定因素;外源物质(致癌物、过敏原、病原体毒力分子等)的扰动引起蛋白质相互作用网络的变化,诱发炎症、肿瘤等各种表型异常. 全面地获得细胞、组织和器官等蛋白质相互作用组的"组成规律",系统地理解其在生长、发育等过程中的动态"调控规律",深入地剖析其在异常状态下的"变化规律",将有助于系统地揭示生物学表型的基本分子(群)机制,有利于疾病的防治和人类的健康生活.

因此,蛋白质研究的一个主要方向是蛋白质相互作用组学(interactomics),研究不仅为"小科学"研究提供了重要的功能机制"线索",而且是系统生物学研究的重要"基石".

目前已有 300 余个蛋白质相互作用组学数据库,这些数据库不仅提供可用于下载的蛋白质相互作用数据,而且还提供直观的可视化蛋白质相互作用网络,方便研究者快速发现感兴趣的蛋白质分子. 网站 Pathguide(http://www.pathguide.org)较为全面地收录了各种生物学和分子相互作用的网络资源. 截至 2017 年 9 月,Pathguide 收集了 688 个生物学和分子相互作用相关的网络资源及链接,如图 5-24所示.

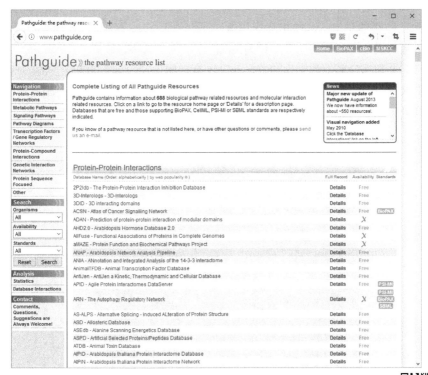

图 5-24 Pathguide 网站

📖 扫码看图

5.5.1 综合蛋白质相互作用数据库

综合蛋白质相互作用数据库全面收录不同物种的蛋白质相互作用数据,代表性的数据库有 STRING、IntAct、DIP、BioGRID、MINT 等,见表 5-8.

表 5-8　综合蛋白质相互作用数据库

序号	数据库名称	网址
1	STRING	http://string-db.or
2	IntAct	http://www.ebi.ac.uk/intact/
3	DIP	http://dip.doe-mbi.ucla.edu/dip/Main.cgi
4	BioGRID	http://thebiogrid.org
5	MINT	http://mint.bio.uniroma2.it
6	IMEx	http://www.imexconsortium.org
7	iRefWeb	http://wodaklab.org/iRefWeb
8	GeneMANIA	http://genemania.org

1. STRING 数据库

STRING 数据库(http://string-db.org)是一个搜寻已知蛋白质之间和预测蛋白质之间相互作用的系统. 这种相互作用既包括蛋白质之间直接的物理的相互作用, 也包括蛋白质之间间接的功能的相关性. 它除了包含有实验数据、从 PubMed 摘要中挖掘的结果和综合其他数据库的数据外, 还有利用生物信息学的方法预测的结果.

STRING 数据库当前版本为 10.5, 覆盖了 2031 个物种的 964 万种蛋白质, 超过 138 083 万对的蛋白质相互作用. 网站数据库首页如图 5-25 所示.

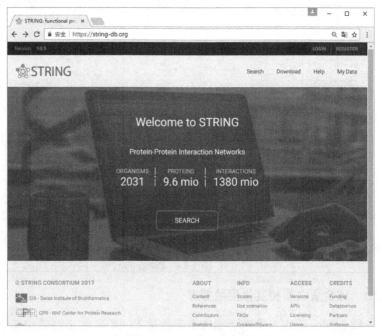

扫码看图

图 5-25　STRING 数据库

　　以 SGK1 蛋白为例，用户输入蛋白名称，选定物种，点击 "SEARCH"(图 5-26). 如选择 "auto-detect"，则在查询的过程中，如果相关的蛋白质名称出现在几个不同的物种中，则数据库系统会将这些物种全部显示出来，用户可自己选择感兴趣的蛋白质，点击 "CONTINUE" 进行下一步，查询与之相互作用的其他蛋白质信息.

　　Evidence View 不同颜色的线表示不同的证据(图 5-27)；Confidence View 线越粗表示两者之间互作更强(图 5-28).

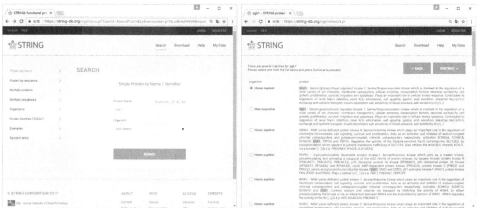

图 5-26　STRING 输入数据(左图)和选择物种(右图)

☞ 扫码看图

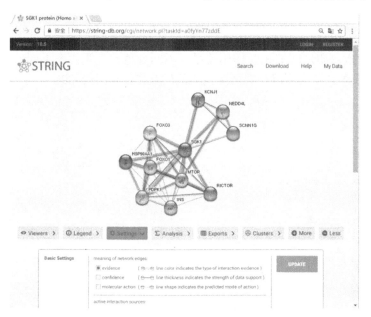

☞ 扫码看图

图 5-27　Evidence View 显示蛋白质之间相互作用关系

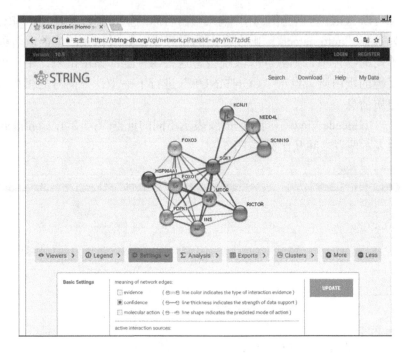

☞扫码看图

图 5-28　Confidence View 显示蛋白质之间相互作用关系

　　图中的圆圈(node)表示蛋白质，节点内部有螺旋状结构的代表该蛋白的三维结构已知或者已被预测，如果节点内部为空(如 SCNN1G、RICTOR)代表该蛋白尚无三维结构信息，点击可以查看该蛋白质相关信息(图 5-29)。

　　直线(edge)表示蛋白质之间的相互作用关系，不同颜色的直线代表不同的相互作用关系及证据来源，点击可以查看两蛋白质间的互作信息(图 5-30)。

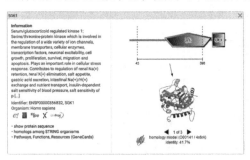

图 5-29　蛋白质信息

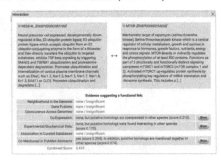

图 5-30　两蛋白质间互作信息

☞扫码看图

☞扫码看图

　　如果要查找多个目标蛋白之间的相互作用关系，则可在搜索界面选择"MULTIPLE PROTEINS"，把目标蛋白的名称输入搜索框，选择对应蛋白后点击"CONTINUE"

(图 5-31)，则出现这四个目标蛋白的相互作用关系图(图 5-32).

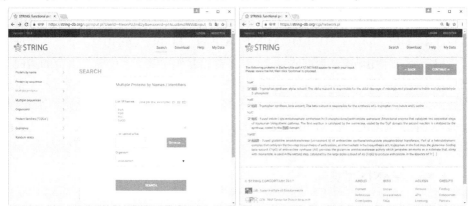

图 5-31　多蛋白相互作用关系查找：输入数据(左图)和选择物种(右图)

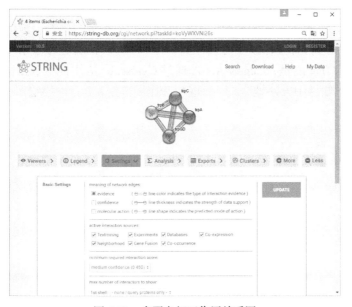

☞扫码看图

☞扫码看图

图 5-32　多蛋白相互作用关系图

2. IMEx 数据库

IMEx(the interactional molecular exchange consortium)数据库，即国际分子相互作用交换协会数据库是共享蛋白质相互作用数据的国际合作数据库(http://www.imexconsortium.org). 目前，IMEx 与 16 个蛋白质相互作用数据库合作，包括 DIP、IntAct、MINT、BioGRID 等. 用户通过一个搜索界面可以得到所有的相互作用数据，并以 PIS-MI、MITAB 等标准的格式免费下载.

3. iRefWeb 数据库

iRefWeb 数据库(http://wodaklab.org/iRefWeb)，包含了 BIND、BioGRID、CORUM、DIP、IntAct、HPRD、MINT、MPact、MPPI、OPHID10 个公共数据库的蛋白质相互作用数据. 当前收录 78 万多对相互作用数据，它提供整合的蛋白质相互作用网络，用户可根据需要选择不同的标准进行数据过滤(如实验方法、打分值、支持的文献数目等)，得到目的分子的蛋白质相互作用信息. 此外，iRefWeb 还提供不同数据库中相互作用的统计信息，如物种特异的相互作用、引用的文献和 MI 打分等信息.

4. GeneMANIA 数据库

GeneMANIA(multiple association network integration algorithm)数据库(http://gen emania.org)，被开发用于预测基因功能，涵盖人、果蝇、线虫、拟南芥和酵母等 9 种主要物种，收录已知和预测的蛋白质相互作用约 6 亿对.

GeneMANIA 提供直观的界面用于数据查询，根据数据来源，最终的网络对所有的相互作用进行打分，用户可选择基于查询和注释的打分方法来评估蛋白质相互作用. 更为方便的是，GeneMANIA 通过 Cytoscape 应用提供数据接口，用户可在 Cytoscape 软件中方便地查询、获取相互作用数据，进行网络绘图. 网站界面如图 5-33 所示.

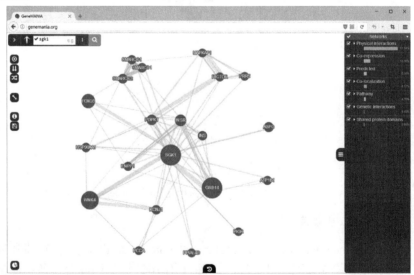

图 5-33　GeneMANIA 数据库

扫码看图

5.5.2　特定物种的蛋白质相互作用数据库

除了综合蛋白质相互作用数据库外，还有为特定物种开发专门的蛋白质相互作用数据库，如人、果蝇、拟南芥、微生物和病毒-宿主等. 代表性的数据库有 InWeb_InBioMap、HPRD、PIPs、CORUM、VirHostNet 等，见表 5-9. 这些数据库分别收录各自的目标物种的蛋白质互作信息，同时往往结合同一物种的其他生物信息如疾病信息、分子分类和结构信息等，形成针对物种的二次数据库. 本节仅以收录人类蛋白质互作信息的 InWeb_InBioMap 数据库为例对这类数据库进行介绍.

表 5-9　特定物种的蛋白质相互作用数据库

序号	数据库名称	网址	物种
1	InWeb_InBioMap	https://www.intomics.com/inbio/map/#home	人
2	HPRD	http://www.hprd.org	人
3	PIPs	http://www.compbio.dundee.ac.uk/www-pips	人
4	CORUM	http://mips.helmholtz-muenchen.de/corum	哺乳动物
5	VirHostNet	http://virhostnet.prabi.fr/	病毒-宿主
6	AtPID	http://www.megabionet.org/atpid	植物拟南芥

InWeb_InBioMap(https://www.intomics.com/inbio/map/#home)是由美国、丹麦和英国研究人员合作的一个国际团队开发的迄今最大规模的蛋白质-蛋白质互作网络数据库，这个资源可以阐明多种疾病相关基因是如何引起疾病发生和发展的. 该数据库整合了来自 43 000 多篇已发表文章的数据，包括来自 8 个蛋白质相互作用数据库的数据，如 BioGRID、DIP、IntAct、KEGG 等. InWeb_InBioMap 数据库采用严格的质控标准，包含超过 62 万对蛋白质相互作用数据，所有的相互作用的证据均可以在数据库中溯源. 在结果展示页面中，用户可以根据相互作用的可信度评分(从 0 到 1)，选择感兴趣的相互作用，不同类型的蛋白质可根据需要在蛋白质网络图中突出显示.

以人 SGK1 蛋白为例查询的蛋白质相互作用网络，如图 5-34 所示.

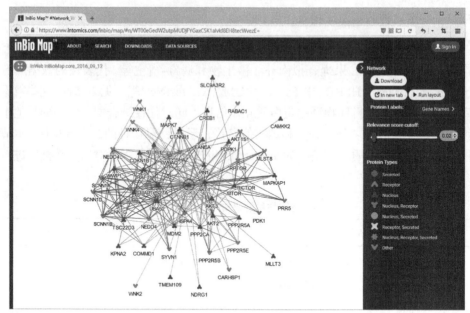

图 5-34　InWeb_InBioMap 查询显示蛋白质相互作用网络

☞ 扫码看图

第6章 非编码RNA与复杂疾病

随着人类基因组计划的完成，基因组测序结果显示，具有编码蛋白质功能的基因仅占全部基因组序列的大约3%，许多非编码调控序列转录成非编码RNA，包括多种已知功能的RNA(rRNA、tRNA、snRNA和snoRNA)，以及作为调控子行使功能的微小RNA(microRNA, miRNA)和长链非编码RNA(long noncoding RNA, lncRNA). 大量研究表明，非编码RNA在发育、分化和代谢等多个生物学过程中具有非常重要的调控作用，其在人类生物学和疾病中发挥的作用也被逐步揭示出来. 非编码RNA的研究，能帮助人类更好地理解疾病发生发展机制，为寻求新的疾病诊断与治疗生物标志物和药物靶标等提供新的分子依据. 本章将就miRNA和lncRNA与人类疾病关系的生物信息学研究进展展开讨论.

6.1 miRNA概述及其研究策略

6.1.1 miRNA概述

miRNA是一类进化上高度保守的小分子非编码RNA，长度为22nt左右，主要在转录后水平通过与靶mRNA互补配对的方式抑制靶mRNA的翻译或直接降解靶mRNA，具有转录后调控基因表达的功能. 第一个miRNA是1993年在秀丽新小杆线虫发育过程的研究中发现的，当时被命名为lin-4. 它通过与lin-14的3′非编码区(3′UTR)相互作用来调节线虫的发育. 2000年之后，随着新一代测序技术的发展，关于miRNA的研究取得了很大进展，更多表达水平低的、具有更强时空表达特异性的miRNA不断被识别，目前在miRBase v21数据库中人类已知的成熟miRNA达到了2588个，这些miRNA调控至少30%以上的基因表达，参与多种生理病理过程.

编码miRNA的基因可能位于功能基因编码区、非编码区，可能成簇表达或独立表达. 在细胞核内，基因组DNA转录生成较长的pri-miRNA，之后被Drosha酶切割形成长度为70-100nt碱基的、具发夹结构的单链前体miRNA(pre-miRNA). 这些发夹结构的RNA被核输出蛋白Exportin5转运到细胞质，在细胞质中被Dicer酶切割形成长度为19～23nt的miRNA及miRNA产物. 单链miRNA与一系列蛋白形成RNA诱导的沉默复合物形成miRISC，结合靶mRNA的3′-UTR，阻止所结合的 mRNA 的翻译或直接降解靶 mRNA(图 6-1). 每个 miRNA 可以调控多个(甚至上百个)靶基因，而特定靶 mRNA 也可以同时被多个 miRNA 调节.

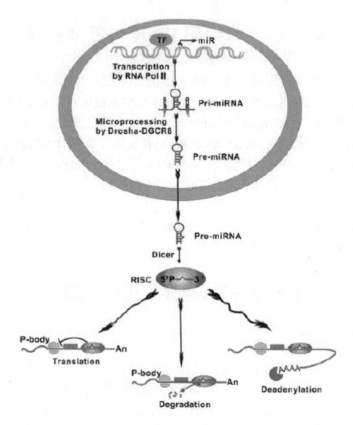

图 6-1　miRNA 的生物合成

成熟的 miRNA 具有如下特点：①通常的长度为 20~24nt，但在 3′端可以有 1~2 个碱基的长度变化；②5′端有一个磷酸基团，3′端为羟基，这一特点使它与大多数寡核苷酸和功能 RNA 的降解片段区别开来；③具有高度保守性、时序性和组织特异性.

成熟 miRNA 主要通过抑制和降解两种方式调节其靶基因的表达，具体采用哪种机制取决于 miRNA 与其靶 mRNA 间的互补程度，即 "种子区域"(通常指 miRNA 5′端第 2 位到第 8 位的核苷酸序列)与靶 mRNA 3′端的互补性. 根据与靶基因结合方式的不同，miRNA 可大致分为三类：①第一类以线虫中的 lin-4 为代表，该类 miRNA 与其靶基因以不完全互补配对的方式结合，抑制 mRNA 的翻译但不影响其稳定性(目前发现的大部分 miRNA 属于这一类)；②第二类以拟南芥中的 miR-171 为代表，该 miRNA 与其靶基因以完全互补的方式结合，其作用方式和功能与小干扰 RNA(small interfering RNA, siRNA)非常类似,即直接靶向降解 mRNA;③第三类以 let-7 为代表,该类 miRNA 可以通过上述两种方式作用于靶基因. 例如,在果蝇和 Hela 细胞中的 let-7 直接介导 RISC 降解其靶 mRNA,而线虫中的 let-7 则与其靶 mRNA 的 3′UTR 以不完全互补配对的方式结合进而抑制其靶基因的翻译.

miRNA 作为一种重要的基因表达调控因子,参与细胞的增殖、分化、发育、凋亡等多种生物学过程,并对多种疾病的产生有重要影响. 系统研究 miRNA 的异常表达,可以为阐明人类复杂疾病的致病机制提供新的参考,为疾病的预防、诊断和个体化治疗提供理论支持. 对 miRNA 的研究可从三方面入手:miRNA 表达谱检测、miRNA 靶点分析及 miRNA 功能筛选.

6.1.2　miRNA 表达谱检测

要了解 miRNA 在基因调控中扮演的角色,迅速、准确地定量检测 miRNA 基因的表达是至关重要的,但是由于 miRNA 是一类很小的分子,部分 miRNA 表达水平可能很低,因而需要极为灵敏而定量的分析工具. 常用的检测方法有 Northern 印迹(Northern blot)分析、实时定量 PCR(quantitative Real-Time PCR, qRT-PCR)分析和微点阵(microarray)分析三种.

1. Northern blot

Northern blot 是一种基于分子杂交的方法,通过检测 RNA 的表达水平来检测基因表达的方法,可以检测到细胞在生长发育特定阶段或者胁迫或病理环境下特定基因表达情况. 这种方法敏感度低、耗时长、RNA 的用量较大. miRNA 在不同组织中丰度变化较大,例如,miR-133 在骨骼肌中表达很高,在心肌中表达低,而在其他组织未检测到. 在使用 Northern blot 技术检测 miRNA 的时候,对检测灵敏度要求比较高. 常用的一种基于多生物素信号放大的高灵敏度 miRNA Northern blot 技术检测方法为:①RNA 样本经过凝胶电泳分离后,转移至膜上;②目标 miRNA 的表达通过生物素标记探针进行检测;③生物素标记探针包含 miRNA 互补序列和标签序列两部分,互补序列与 miRNA 结合,标签序列则与多生物素信号放大分子结合,实现对低丰度 miRNA 分子的高灵敏度检测.

2. qRT-PCR

qRT-PCR 可用来检测 miRNA 前体的表达水平,其具有快速、特异性强、灵敏度高等优点.

目前比较常用的方法有两种:Taqman 探针法和 SYBR Green 荧光染料法.

(1) TaqMan 荧光探针法：该方法在特异性探针的两端分别标记一个报告荧光基团和一个淬灭荧光基团. 当探针完整时,荧光基团发光被淬灭基团吸收；在 PCR 扩增过程中,探针被降解,荧光基团与淬灭基团分离,发出可被检测到的荧光,以此来监测整个 PCR 过程.

(2) SYBR Green 荧光染料法：该方法利用了 SYBRGreen 荧光染料非特异性地与双链 DNA 结合并发光的特性，检测 PCR 的全部进程，从而判定初始 RNA 的量.

但是由于成熟的 miRNA 大小只有 22 nt 左右，在用实时荧光定量 PCR 检测 miRNA 时，难点在于如何识别如此小的 miRNA 并合成第一链. 目前常用的用于识别并合成 miRNA 第一链的方法主要有加尾反转录法和茎环反转录法两种. 加尾反转录法是利用 poly(A)聚合酶为成熟的 miRNA 加上 poly(A)尾巴，然后用锚定引物进行反转录，获得加长 cDNA 的第一链，最后使用与通用标签序列互补的反向引物对 miRNA 表达进行荧光定量 PCR 检测. 这种方法可以批量将所有成熟 miRNA 加上 poly(A)尾巴，然后进行反转录和检测，其原理如图 6-2 所示. 茎环反转录法则是利用可以折叠成茎环结构的引物，通过与 miRNA 的 3′端碱基互补进行反转录，生成 cDNA 第一链，进行荧光定量 PCR 检测，其原理如图 6-3 所示，该方法是将反转录引物设计成茎环结构，所以特异性和灵敏性较高，可以有效区分只相差几个碱基的同家族 miRNA 的不同成员，茎环反转录法对引物的要求较高，需要引物在反转录阶段形成茎环式的正确构型.

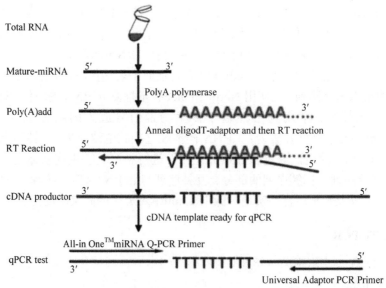

图 6-2　加尾反转录法原理图

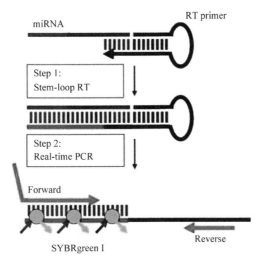

图 6-3 茎环反转录法原理图

3. miRNA 微点阵分析

微点阵分析也是基于杂交的原理来检测 miRNA，它通过测定特定过程中 miRNA 的表达水平，来分析了解 miRNA 的表达调控机制以及由 miRNA 调控的基因的表达. 微点阵分析采用高密度的荧光标记探针与 RNA 样本杂交，通过荧光扫描获得表达图谱，借助相应软件进行 miRNA 的表达分析. 由于在设计探针时可以包含所有可用的 miRNA 序列，因此微点阵可以做到高通量的 miRNA 分析. 但是使用微点阵需要足够的 RNA 初始样本(大约为每个微点阵 5 微克)，同时由于微点阵以杂交为基础，因此无法清楚地区分序列差异很小的 miRNA 及具有相同序列的前体 miRNA 和成熟的活性 miRNA.

6.1.3 miRNA 靶基因预测分析

miRNA 的靶基因通常分为两类：5′端主导型和 3′端补充型. 其中，5′端主导型又分为 5′端主导的"标准型"和"种子型". 5′端主导的"标准型"是指 miRNA 的 5′端和 3′端都具有较好的碱基互补配对；5′端主导的"种子型"是指 miRNA 的 3′端没有发生较好的碱基互补配对，但 miRNA 的 5′端至少有连续的 7 个碱基与 mRNA 的 3′UTR 完全互补；3′端补充型是指 miRNA 序列 3′端有多个碱基和 mRNA 的 3′UTR 发生互补配对，允许种子区 4～6 位碱基或 7～8 位碱基不互补. 当前基于序列的 miRNA 的靶基因预测主要通过算法对靶基因样本进行评分及筛选. 虽然预测算法各不相同，但 miRNA 与靶基因间的作用通常遵循一定的规律：①miRNA 的"种子区"与其靶点的 3′UTR 序列碱基互补；②miRNA 靶点在不同物种之间的保守性；③miRNA-mRNA 双链之间的热力学稳定性；④miRNA 靶点处不应有复杂二级结构；⑤miRNA 5′端与靶基因的结合能力强于 3′端. 基于以上原则，为了得到更为可靠的靶基因预测，通常综合多个预测方法，取其共同预测的基因作为研究重点. 常用的预测方法有 miRanda、DIANA-microT、TargetScan、RNAhybrid、PicTar、miTarget、RNA22、PITA. 其中主要是以下三种：

(1) miRanda(www.microrna.org/)：该方法是最早的一个利用生物信息学对 miRNA 靶基因进行预测的软件. 该软件由 Enright 等人于 2003 年设计开发，选取了黑腹果蝇的所有 miRNA 序列. miRanda 对 3′UTR 的筛选依据主要是序列匹配、miRNA 与 mRNA 双链的热稳定性及靶点的保守性. 基于以上三个方面，miRanda 选取每条 miRNA 相对的 3′UTR 排名前 10 位的基因作为 miRNA 的候选靶基因，对于多个 miRNA 对应于同一靶点的情况，miRanda 则使用 Smith-Waterman 方法选取其中得分最高且自由能最低的那一对.

(2) TargetScan：该方法是 Lewis 等在 2003 年开发的一款用于预测哺乳动物 miRNA 靶基因的软件. 该软件将 RNA 间相互作用的热力学模型与序列比对分析相结合，通过搜索与每个 miRNA 的种子区匹配的保守位点预测不同物种间保守的 miRNA 结合位点. 与 miRanda 不同，TargetScan 提出了"miRNA 种子区"的概念. "miRNA 种子区"是指 miRNA5′端第 2~8 位碱基与 mRNA 的 3′UTR 完全互补所在序列. TargetScan 提供每个 miRNA 预测靶点的准确排名，这些排名是基于进化上保守的靶定概率(PCT 得分)或抑制的预测效果(背景+得分). TargetScan 目前包括 TargetScanHuman、TargetScanMouse、TargetScanFish、TargetScanFly 和 TargetScanWorm，分别针对人、小鼠、斑马鱼、果蝇和线虫的基因提供预测.

(3) PicTar(pictar.mdc-berlin.de)：该方法是由纽约大学的 Azra Krek 等人在 2005 年开发的一款名为组合靶位点的概率识别(probabilistic identification of combinations of target sites)的预测软件. 与 TargetScan 一样，PicTar 也强调"种子区"在靶点识别及转录后调控中的关键作用，也注重 miRNA 与靶基因结合的自由能在靶基因翻译抑制中的关键作用. 不同的是，PicTar 把种子序列分为"完全匹配种子序列"和"不完全匹配种子序列"，前者要求种子序列和靶基因完全互补配对，后者在满足 miRNA 与靶基因结合自由能不增加的前提下，允许种子序列出现错配，但不允许 G∶U 配对. 同时，PicTar 结合以前实验数据对两类种子序列对应的 miRNA 与靶基因结合自由能进行了限制，要求"完全匹配种子序列"的 miRNA 与靶基因结合自由能小于其最优结合能的 33%；而"不完全匹配种子序列"的 miRNA 与靶基因的结合自由能要求小于其最优结合能的 66%，这有效地降低了假阳性率.

6.1.4 miRNA 功能筛选

各物种中已发现的 miRNA 成千上万,但已经鉴定功能的 miRNA 却少之又少. miRNA 通常与靶基因 mRNA 的 3′UTR 发生相互作用,关闭或抑制基因的表达, 进而影响到细胞增殖、细胞凋亡、细胞分化及相关信号通路等生命过程.

miRNA 的功能研究与基因相似,过表达和沉默是两种有力的方法. 在细胞内 或体内进行,并与表型和基因表达分析相结合. miRNA 的诱导表达是研究的第一 步,将 miRNA 模拟物转染到细胞中,能够实现 miRNA 的瞬时过表达. 但长期研 究需要依赖质粒,这些重组质粒能源源不断地产生有功能的 miRNA. 利用常见的 蛋白表达载体,将 miRNA 序列克隆上去,在 Dicer 酶的切割下,就能产生成熟的 miRNA. 仅有 miRNA 过表达的结论往往不能让人信服,还需要功能丧失 (loss-of-function)实验来证实. 对于小鼠中的 miRNA 研究,可通过一些遗传方法, 来产生功能丧失的突变,目前主要方法有三种:①Dicer 酶的突变,让所有成熟的 miRNA 都缺失;②小鼠中 miRNA 基因的敲除;③miRNA 靶位点的突变. 但是, miRNA 的高度冗余让这种功能丧失研究面临不小的挑战,而且许多 miRNA 是成 簇排列的,一个 miRNA 的缺失或干扰可能会影响多顺反子转录本的正确折叠和 加工,从而影响相邻 miRNA 的表达. 上述方法提供了 miRNA 体外和体内功能研 究的框架. 在发育或分化的不同阶段及疾病模型中,利用 miRNA 特异的芯片绘制 出细胞和组织的 miRNA 表达谱,能够揭示出参与了这些进程的特定 miRNA.

miRNA 参与复杂的基因调控,利用生物信息学工具可以在表达谱芯片数据分 析与深度挖掘、高通量测序数据分析、靶基因预测、调控网络构建等方面取得快 速高效的分析结果. 表 6-1 列出了 miRNA 的生物信息学研究体系.

表 6-1 miRNA 的生物信息学研究体系

研究方向	研究方法	应用领域
靶基因预测	生物芯片荟萃分析,多种算法预测	发现靶基因
靶基因功能和通路研究	靶基因 GO(功能富集)和 pathway 通路分析	发现 miRNA 参与的生物通路和功能
miRNA 调控网络	miRNA 调控网络构建	寻找 miRNA 作用关键基因
miRNA 及其靶基因表达分析	miRNA 芯片表达差异分析	miRNA 表达水平,寻找上调/下调的靶基因

6.1.5 miRNA 数据库资源

1. miRBase 数据库

miRBase 数据库(http://www.mirbase.org/)是一个集 miRNA 序列、注释信息以 及预测的靶基因数据为一体的数据库,是目前存储 miRNA 信息最主要的公共数据库之一. 根据 miRBase 最新的记录(miRBase，Release 21)目前人类基因组中已发现 2000 多个 miRNA 基因，2500 多个成熟 miRNA. miRBase 提供便捷的网上查询服务，允许用户使用关键词或序列在线搜索已知的 miRNA 和靶基因信息. 该数据库主要包括三部分内容，即 miRBase Registry、miRBase Sequence 以及 miRBase Targets. miRBase Registry 主要是为新发现的 miRNA 提供命名服务；miRBase Sequence 包含所有已发布的成熟 miRNA 序列，同时提供对应的预测的发卡结构、注释信息以及与其他数据库的链接.

图 6-4 为 miRBase 数据库的主界面. 主界面包括：①miRBase 数据库的最新更新信息；②miRBase 数据库的版本号、便捷的搜索栏、批量下载的入口；③miRBase 数据库提供的基本信息描述；④miRBase 数据库的相关参考文献. 通过在搜索栏(Search)中输入 miRNA 的名字，就可快速查询到该 miRNA 的相关信息(包括名字、茎环结构、测序信息、基因组定位信息、序列及其相关预测的靶基因等). 图 6-5 为"Search"搜索界面，可以搜索不同物种的 miRNA.

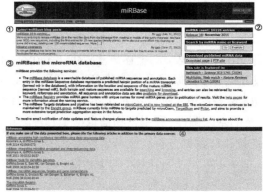

 扫码看图

图 6-4　miRBase 数据库主界面

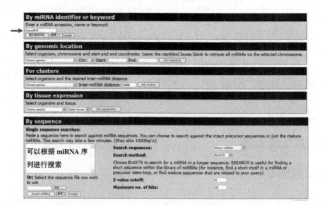

扫码看图

图 6-5　miRBase 数据库搜索界面

　　下面以 hsa-mir-20a 为例，查询的结果中包含前体 miRNA 以及成熟 miRNA 的详细信息，这些信息主要包括 ID、序列、基因组位置等，如图 6-6 和图 6-7 所示.

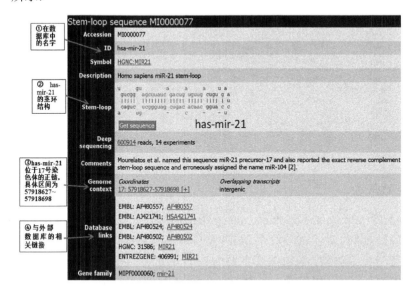

图 6-6　前体 miRNA 的序列以及注释信息

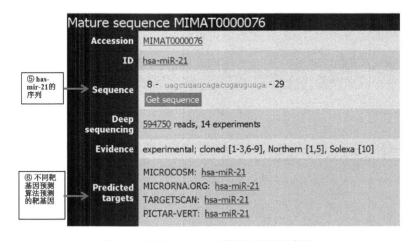

图 6-7　成熟 miRNA 的序列以及注释信息

　　miRBase 数据库提供了 miRNA 序列、基因组位置以及 miRNA 家族等信息数据的免费下载，可以通过在主页面内点击 "Download" 链接到数据库的 ftp 下载页面，如图 6-8 所示. 其中，"hairpin.fa" 文件里提供了所有前体 miRNA 的序列信息,"mature.fa"文件存储了成熟 miRNA 的序列信息,"miFam.dat"提供了 miRNA 家族的信息, "*.gff" 文件存储的是 miRNA 在基因组的位置信息.

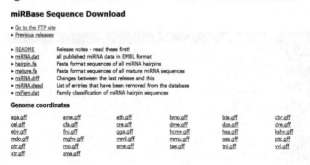

图 6-8　miRBase 数据的 ftp 下载

2. TarBase 数据库

TarBase 数据库(http://diana.cslab.ece.ntua.gr/tarbase/)是一个目前广泛使用的数据库,存储了实验检测的超过 60 000 个 miRNA 与靶基因关系对,包括人、小鼠、果蝇、蠕虫和斑马鱼等物种. 该数据库主要由三部分组成:第一部分为 miRNA Information(miRNA 信息),提供来自 miRBase 的 miRNA 序列、靶 mRNA 序列等基本信息;第二部分为 Gene Information(基因信息),提供靶基因的染色体定位、表达信息以及编码的蛋白质在 SWISS-PROT、Ensembl 数据库的链接;第三部分为实验条件,提供直接或间接的实验技术支持. 数据库以 Excel 文件形式存储,可供用户下载使用. 图 6-9 为 TarBase 数据库主页面.

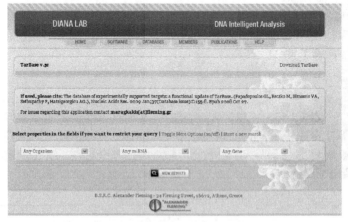

☞ 扫码看图

图 6-9　TarBase 数据库主页面

下面以 hsa-miR-21 为例搜索其相关靶基因, 搜索页面及搜索结果如图 6-10 和图 6-11 所示.

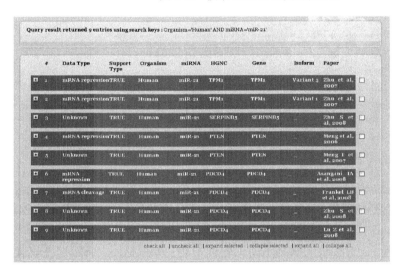

☞ 扫码看图

图 6-10 搜索 miR-21 证实的靶基因

☞ 扫码看图

图 6-11 所有 miR-21 相关的靶基因

展开图 6-11 中的第一条记录的详细信息，如图 6-12 所示.

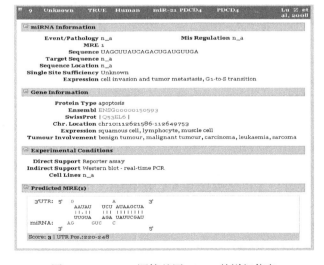

☞ 扫码看图

图 6-12 miR-21 调控基因 TPM1 的详细信息

TarBase 数据库还提供数据的免费下载,可以通过主页中下载版块完成下载,下载结果如图 6-13 所示.

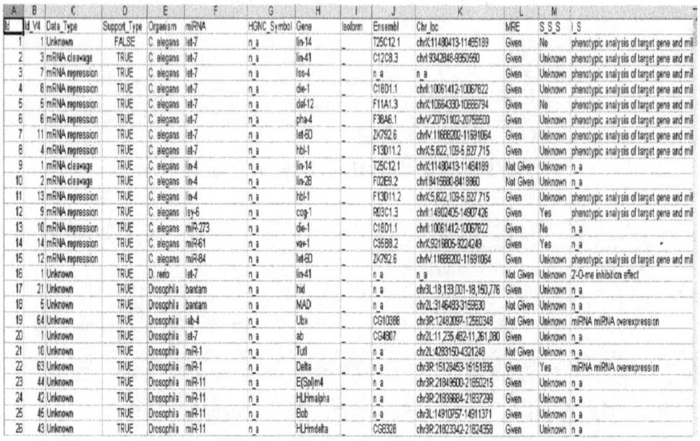

A	B	C	D	E	F	G	H	I	J	K	L	M	
Id	Id_V4	Data_Type	Support_Type	Organism	miRNA	HGNC_Symbol	Gene	Isoform	Ensembl	Chr_loc	MRE	S_S_S	I_S
1	1	Unknown	FALSE	C. elegans	let-7	n_a	lin-14	_	T25C12.1	chrX:11480413-11485189	Given	No	phenotypic analysis of target gene and mi
2	3	mRNA cleavage	TRUE	C. elegans	let-7	n_a	lin-41	_	C12C8.3	chrI:9342848-9350560	Given	Unknown	phenotypic analysis of target gene and mi
3	7	mRNA repression	TRUE	C. elegans	let-7	n_a	lss-4	_	n_a	n_a	Given	Unknown	phenotypic analysis of target gene and mi
4	8	mRNA repression	TRUE	C. elegans	let-7	n_a	die-1	_	C18D1.1	chrII:10061412-10067822	Given	Unknown	phenotypic analysis of target gene and mi
5	5	mRNA repression	TRUE	C. elegans	let-7	n_a	daf-12	_	F11A1.3	chrX:10664330-10666794	Given	No	phenotypic analysis of target gene and mi
6	6	mRNA repression	TRUE	C. elegans	let-7	n_a	pha-4	_	F38A6.1	chrV:20751102-20758500	Given	Unknown	phenotypic analysis of target gene and mi
7	11	mRNA repression	TRUE	C. elegans	let-7	n_a	let-60	_	ZK792.6	chrIV:11688202-11691064	Given	Unknown	phenotypic analysis of target gene and mi
8	4	mRNA repression	TRUE	C. elegans	let-7	n_a	hbl-1	_	F13D11.2	chrX:5,822,109-5,827,715	Given	Unknown	phenotypic analysis of target gene and mi
9	1	mRNA cleavage	TRUE	C. elegans	lin-4	n_a	lin-14	_	T25C12.1	chrX:11480413-11484189	Not Given	Unknown	n_a
10	2	mRNA cleavage	TRUE	C. elegans	lin-4	n_a	lin-28	_	F02E9.2	chrI:8415680-8418860	Not Given	Unknown	n_a
11	13	mRNA repression	TRUE	C. elegans	lin-4	n_a	hbl-1	_	F13D11.2	chrX:5,822,109-5,827,715	Given	Unknown	phenotypic analysis of target gene and mi
12	9	mRNA repression	TRUE	C. elegans	lsy-6	n_a	cog-1	_	R03C1.3	chrII:14902405-14907426	Given	Yes	phenotypic analysis of target gene and mi
13	10	mRNA repression	TRUE	C. elegans	miR-273	n_a	die-1	_	C18D1.1	chrII:10061412-10067822	Given	No	n_a
14	14	mRNA repression	TRUE	C. elegans	miR-61	n_a	vav-1	_	C35B8.2	chrX:9216805-9224249	Given	Yes	n_a
15	12	mRNA repression	TRUE	C. elegans	miR-84	n_a	let-60	_	ZK792.6	chrIV:11688202-11691064	Given	Unknown	phenotypic analysis of target gene and mi
16	1	Unknown	TRUE	D. rerio	let-7	n_a	lin-41	_	n_a	n_a	Not Given	Unknown	2'-O-me inhibition effect
17	21	Unknown	TRUE	Drosophila	bantam	n_a	hid	_	n_a	chr3L:18,133,001-18,150,776	Given	Unknown	n_a
18	5	Unknown	TRUE	Drosophila	bantam	n_a	MAD	_	n_a	chr2L:3146483-3159630	Not Given	Unknown	n_a
19	64	Unknown	TRUE	Drosophila	iab-4	n_a	Ubx	_	CG10388	chr3R:12482097-12560348	Not Given	Unknown	miRNA miRNA overexpression
20	1	Unknown	TRUE	Drosophila	let-7	n_a	ab	_	CG4807	chr2L:11,235,482-11,261,080	Given	Unknown	n_a
21	10	Unknown	TRUE	Drosophila	miR-1	n_a	Tutl	_	n_a	chr2L:4283150-4321248	Not Given	Unknown	n_a
22	63	Unknown	TRUE	Drosophila	miR-1	n_a	Delta	_	n_a	chr3R:15128453-15151935	Given	Yes	miRNA miRNA overexpression
23	44	Unknown	TRUE	Drosophila	miR-11	n_a	E(Spl)m4	_	n_a	chr3R:21849600-21850215	Given	Unknown	n_a
24	42	Unknown	TRUE	Drosophila	miR-11	n_a	HLHmalpha	_	n_a	chr3R:21836684-21837299	Given	Unknown	n_a
25	46	Unknown	TRUE	Drosophila	miR-11	n_a	Bob	_	n_a	chr3L:14910757-14911371	Given	Unknown	n_a
26	43	Unknown	TRUE	Drosophila	miR-11	n_a	HLHmdelta	_	CG8328	chr3R:21823342-21824358	Given	Unknown	n_a

扫码看图

图 6-13　下载的 miRNA-target 调控信息截图

3. microRNA.org 数据库

microRNA.org 数据库(http://www.microrna.org/microrna/home.do)是一个包含 miRNA 靶基因以及表达谱数据的综合性数据库. 靶基因数据主要是利用 miRanda 算法预测得来，miRNA 表达谱数据来自一个针对人类主要器官和细胞系进行小 RNA 测序的项目. 针对解决问题的不同，查询功能主要包括四个方面：①已知 miRNA 寻找其调控的靶基因. 方法是选择导航条中的“miRNA”，选择物种，输入 miRNA 的部分名称(如 let-7，当勾选允许模糊匹配时将匹配包括 let-7a 等 miRNA)或全名(如 let-7a). 从返回的结果中点击“view targets”链接即可打开感兴趣的 miRNA 的靶基因列表；②已知一个基因，寻找它被哪些 miRNA 调控及其位点. 方法是选中导航条中的“Targeted mRNA”，输入基因名称，从匹配的基因列表中选择感兴趣的基因(具有同样名称的基因通常都是有相同的 3′UTR)，最终将得到 miRNA 基因及其靶位点；③已知一个 miRNA 或一个 miRNA 集合，寻找其在组织中的表达情况. 方法是选择导航条中的“miRNA”，输入全部或部分 miRNA 名称，在结果列表中选择“view expression profile”，将得到排在前 20 位的组织，用户可以通过添加或删除组织或 miRNA 改变结果图. 结果的显示方式有三种，即二维柱状图、部分三维柱状图以及热图，且提供 miRNA 与靶基因的链接；④已知一个或多个组织，寻找哪些 miRNA 在其中表达. 方法是选择导航条上的“miRNA Expression”，然后在结果中选择感兴趣的物种和组织. 同样，将得到在这个组织中排名前 20 位的 miRNA. 结果的图形显示方式的调整与③相同. 该数据库提供了详细的下载服务，用户可以在导航条中点击“Download”，进入下载界面，下载不同版本的数据及其说明.

4. TargetScan 靶基因数据库

TargetScan 数据库(http://www.targetscan.org/)是一个常用的靶基因预测数据库,该数据库的靶点关系主要是利用 TargetScan 算法预测得来,该算法主要考虑了 miRNA 种子序列的互补性. TargetScan 数据库包括四个部分:TargetScanHuman、TargetScanMouse、TargetScanWorm、TargetScanFly. 图 6-14 显示了 TargetScan 数据库主页面. 用户可以选择物种、miRNA 的 ID 或者基因名进行查询,查询页面如图 6-15 所示. 以 hsa-miR-21 为例,查询结果如图 6-16 所示.

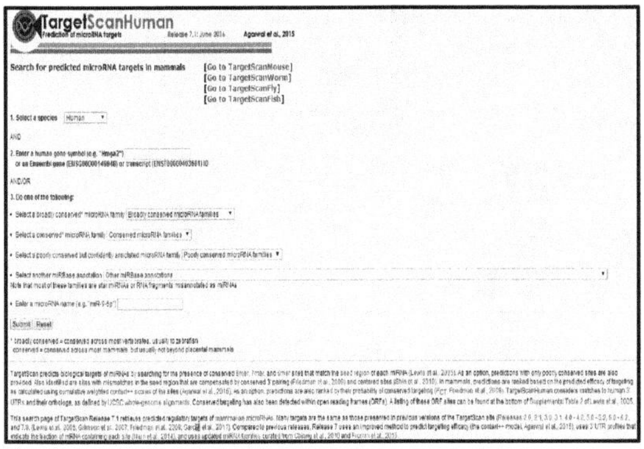

☞ 扫码看图

图 6-14 TargetScan 数据库主页

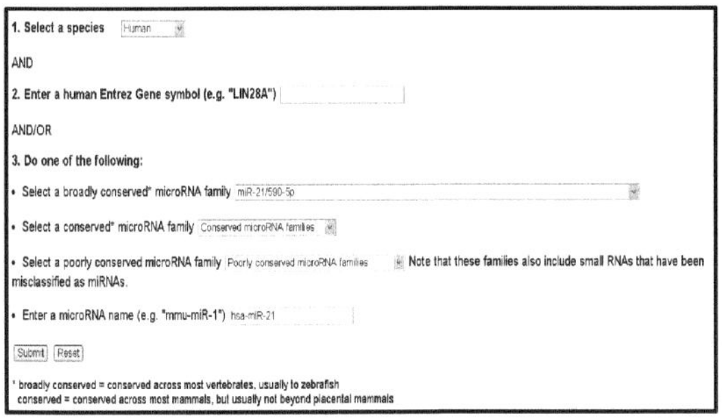

☞ 扫码看图

图 6-15 TargetScan 查询页面

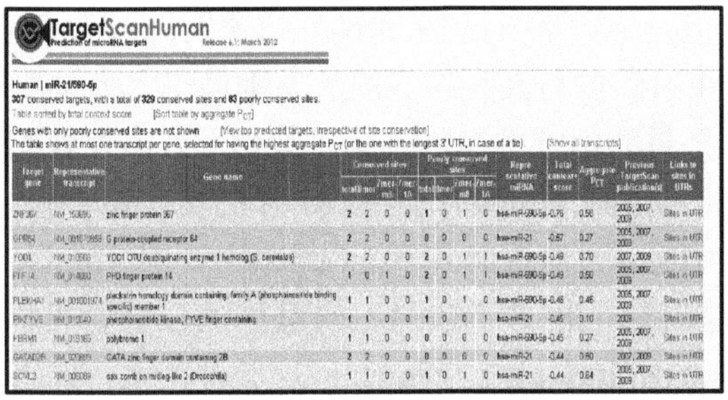

☞ 扫码看图

图 6-16 hsa-miR-21 所在家族的靶基因信息

可以从数据库的主页中点击 "Download" 进入到 miRNA 与靶基因关系的下载页面, 根据感兴趣的物种下载 miRNA 与靶基因的关系. 下载界面如图 6-17 所示.

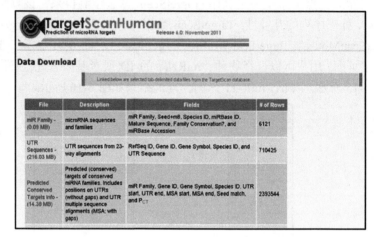

☞ 扫码看图

图 6-17 miRNA 与靶基因关系的下载界面

6.2 lncRNA 概述及靶基因识别

长链非编码 RNA(lncRNA)是一类转录本长度超过 200nt 的 RNA 分子, 它们并不编码蛋白, 而是以 RNA 的形式在多种层面上(表观遗传调控、转录调控以及转录后调控等)调控基因的表达水平, 具有十分重要的功能. lncRNA 起初被认为是基因组转录的 "噪音", 是 RNA 聚合酶Ⅱ转录的副产物, 不具有生物学功能. 然而, 近年来的研究表明, lncRNA 参与了 X 染色体沉默、基因组印记及染色质修饰、转录激活、转录干扰、核内运输等多种重要的调控过程, lncRNA 的这些调控作用也开始引起人们广泛的关注. 哺乳动物基因组序列中 4%~9%的序列产生的转录本是 lncRNA(相应的蛋白编码 RNA 的比例是 1%), 虽然近年来关于 lncRNA 的研究进展迅猛, 但是绝大部分的 lncRNA 的功能仍然不清楚. 因此, 通过生物信息学揭示和预测 lncRNA 与人类疾病的关系则显得尤为重要.

许多 lncRNA 都具有保守的二级结构、剪切形式以及亚细胞定位, 这种保守性和特异性表明它们是具有功能的. 但 lncRNA 的功能相对于 miRNA 和蛋白质的功能来说更加难以确定, 因为目前并不能仅根据序列或者结构来推测它们的功能. 根据 lncRNA 在基因组上相对于蛋白编码基因的位置, 可以将其分为 sense、antisense、bidirectional、intronic、intergenic 这 5 种类型, 如图 6-18 所示. 这种位置关系对于推测 lncRNA 的功能有很大帮助.

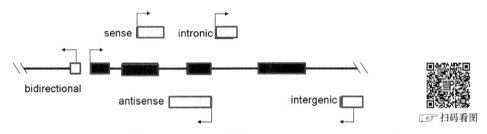

图 6-18　lncRNA 类型

编码 RNA 和非编码 RNA 外显子分别用黑色和灰色表示

相比 miRNA，lncRNA 可以作为正向、负向或中性作用 RNA 分子，参与更为复杂的调控机制. 近年来通过对已发现的 lncRNA 的研究表明，lncRNA 能够在多种层面调控基因的表达水平，其调控机制开始为人们所揭示. 目前已发现的 lncRNA 的作用机制主要涉及以下 8 种，如图 6-19 所示：①lncRNA 可以作为顺式(cis-)和反式(trans-)作用因子调控基因表达，并且这两种方式可以组合出现；②通过改变染色质重塑和组蛋白修饰，从而调控基因表达；③lncRNA 调控选择性剪接；④生成小的双链的内源性干扰 RNA，siRNA；⑤调控蛋白活性；⑥lncRNA 可以作为大分子复合物或细胞组分的支架 RNA 或组成部分；⑦改变蛋白定位；⑧生成小的单链 ncRNA，如 miRNA. 最近研究还揭示了 lncRNA 和 miRNA 之间的相互作用关联，即 lncRNA 可作为内源性的 miRNA 海绵，特异性地与 miRNA 结合，影响 miRNA 的表观遗传修饰作用；同时 lncRNA 可作为竞争性内源 RNA(ceRNA)与其他具有相似 miRNA 调控模式的编码基因进行交互作用，进而影响彼此的表达.

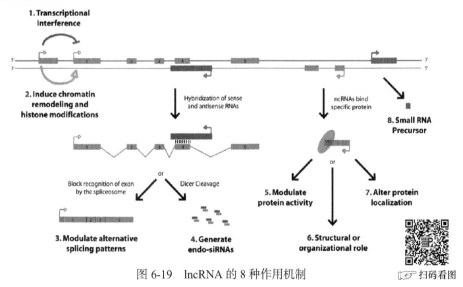

图 6-19　lncRNA 的 8 种作用机制

一般来说，lncRNA 主要从以下三种层面实现对基因表达的调控.

1. 表观遗传学调控

lncRNA 招募染色质重构复合体到特定位点进而介导相关基因的表达沉默.
例如，来源于 HOXC 基因座的 lncRNA HOTAIR，它能够招募染色质重构复合体
PRC2 并将其定位到 HOXD 位点，进而诱导 HOXD 位点的表观遗传学沉默. 同样，
Xist、Air、Kcnq1ot1 这些 lncRNA 都能够通过招募相应的重构复合体，利用其中
的甲基转移酶如 Ezh2 或者 G9a 等实现表观遗传学沉默.

2. 转录调控

lncRNA 能够通过多种机制在转录水平实现对基因表达的沉默，表现在如下
几个方面：lncRNA 的转录能够干扰临近基因的表达. 例如，在酵母中，*SER3* 基
因会受到其上游 lncRNA SRG1 的转录的干扰；lncRNA 能够通过封阻启动子区域
来干扰基因的表达. 例如，DHFR 上游的一个 lncRNA 能够和 DHFR 的启动子区
域形成 RNA-DNA3 螺旋结构，进而抑制转录因子 TFIID 的结合，从而抑制 DHFR
的基因表达；lncRNA 能够与 RNA 结合蛋白作用，并将其定位到基因启动子区从
而调控基因的表达. 例如，CCND1 启动子上游一个 lncRNA 能够调节 RNA 结合
蛋白 TLS 的活性，进而调控 CCND1 的表达；lncRNA 能够调节转录因子的活性，
例如，lncRNA Evf2 能够与转录因子 Dlx2 形成转录复合体从而激活 Dlx6 的表达；
lncRNA 也能够通过调节基本转录因子来实现调控基因的表达. 例如，Alu RNA 能
够通过抑制 RNA 聚合酶 II 来实现广泛的基因抑制.

3. 转录后调控

lncRNA 能够在转录后水平通过与 mRNA 形成双链的形式调控基因的表达.
例如，Zeb2 antisense RNA 能够和 Zeb2 mRNA 内含子 5′剪切位点区域形成双链，
从而抑制该内含子的剪切，而该区域含有对于 Zeb2 蛋白表达所必须的核糖体结
合位点，Zeb2 antisense RNA 通过这种方式，能够提高 Zeb2 蛋白的表达量.

虽然研究人员发现了多种 lncRNA 的靶向作用机制，但是对 lncRNA 的靶基
因仍是知之甚少. 目前主要是基于高通量实验技术(RIP-seq、ChIRP 等)来获得
lncRNA 与蛋白、DNA 结合的生化和结构等特征，开发高效的生物信息学方法以
系统地识别 lncRNA-蛋白质、lncRNA-DNA 的结合关系是当前紧迫的任务之一.
对 lncRNA 的研究可从三个方面入手：差异表达筛选、细胞分子水平研究、动物
实验，图 6-20 显示了 lncRNA 研究的流程图.

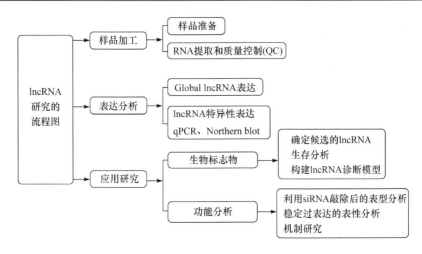

图 6-20　lncRNA 研究的流程图

(1) 差异表达筛选

通过 lncRNA 芯片或 RNA-seq 测序等方法对多对疾病模型和对照样本组织进行 lncRNA 表达谱分析. 通过生物信息学的方法筛选出具有表达差异的 lncRNA，构建共表达网络，预测 lncRNA 的靶基因；通过 PCR 或 Northern blot 技术对候选 lncRNA 验证，确定其表达差异.

(2) 细胞分子水平研究

①功能获得性研究：构建 lncRNA 过表达载体；②功能缺失性研究：可通过 siRNA、shRNA、反义核酸等方法沉默 lncRNA，干预 lncRNA 后检测其对疾病相关基因表达的影响和对细胞表型如增殖、凋亡、侵袭、转移等的影响；③可通过 RNA pull down、RNA-RIP、ChIRP-seq 等方法检测与 lncRNA 结合的 DNA、RNA、蛋白质.

(3) 动物实验

①构建移植瘤或原位瘤模型，转移模型；②导入 siRNA 或者 lncRNA 表达质粒；③检测肿瘤生长曲线；④通过免疫组化、RT-PCR、Western blot 等方法检测相关指标的变化.

lncRNA 数据库

目前 lncRNA 研究是一个非常新的研究领域，数据量还不够大，因此，相关的数据库也是处于起步阶段，表 6-2 列出了 lncRNA 研究常用的数据库.

表 6-2　lncRNA 研究常用的数据库

数据库名称	网址	数据库概要
NONCODE	http://www.noncode.org	提供对 lncRNA 的全面注释，包括表达和软件预测的 lncRNA 功能
lncRNAdb	http://www.lncrnadb.org/	提供有生物学功能的 lncRNA 的全面注释
CHIPbase	http://deepbase.sysu.edu.cn/chipbase/	提供 lncRNA 的表达图谱和转录调控的全面鉴定和注释，整合了高通量的 RNA-seq 鉴定的 lncRNA 及其表达图谱和 ChIP-Seq 实验技术鉴定的转录因子结合位点
LncRNome	http://genome.igib.res.in/lncRNome	覆盖先前注释非编码转录本，包括大型基因间非编码 RNA、反义 RNA 和加工的假基因
Starbase	http://starbase.sysu.edu.cn/	整合和构建多个流行的靶标预测软件的交集和调控关系
LncRNADisease	http://cmbi.bjmu.edu.cn/lncrnadisease	提供了文献报道的疾病相关的 lncRNA 的注释
LNCipedia	http://www.lncipedia.org/	注释人类的 lncRNA 的序列和结构

6.3　非编码 RNA 表达谱与复杂疾病

　　随着基因组学和生物信息学的发展，尤其是高通量测序技术的大量应用，越来越多的研究表明，非编码 RNA 在许多重要的生物进程中都起着重要作用. 在肿瘤细胞中，某些特定的非编码 RNA 的表达水平会发生异常变化，这种表达水平的异常变化能够作为癌症诊断的标志物. 大量的研究已证实非编码 RNA 作为一类重要的基因调控子参与了几乎所有生物学过程的调控，所以其功能的正常发挥对生物体的生长发育以及维持正常的生理稳态至关重要. 其转录过程、成熟过程、转录后修饰等任何环节发生异常都可能导致疾病的发生，因此非编码 RNA 被引入到癌症的研究及治疗中.

　　随着高通量测序技术的发展，产生了大量的非编码 RNA 表达数据. 基于非编码 RNA 表达谱来挖掘人类疾病相关的非编码 RNA，进而阐释发病机制受到越来越多研究者的关注. 自 2007 年开始，陆续产生了 miRNA 疾病数据库 HMDD (human microRNA disease database)、miR2Disease、dbDEMC、PhenomiR、miREnvironment、SM2miR、lncRNADisease 等数据库. 基于这些表达谱数据资源，对非编码 RNA 表达谱数据分析的常规技术路线为非编码 RNA 表达谱的产生及获取→数据预处理→差异表达分析→生物学验证→靶基因功能富集分析的异常生物学过程识别. 图 6-21 显示了数据分析的流程.

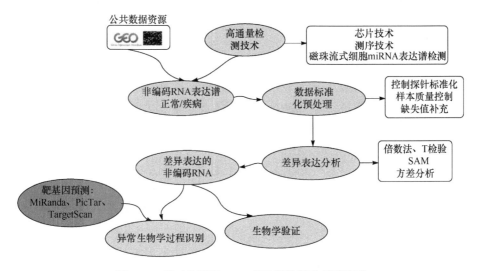

图 6-21 基于非编码 RNA 表达谱数据分析的流程

6.3.1 基于 miRNA 表达谱识别癌症相关 miRNA

通常基于 miRNA 表达谱, 通过研究 miRNA 在疾病和正常样本之间的差异表达程度来识别疾病相关的 miRNA. miRNA 通过靶向癌相关基因, 进而行使癌基因或者肿瘤抑制基因功能. M-L Si 等对乳腺癌组织及正常乳腺组织的 miRNA 表达谱进行分析, 发现与正常乳腺组织相比, 原癌基因 miR-21 在乳腺癌组织中大量过表达, 进一步研究发现 miR-21 能够通过调控 bcl-2 等基因从而调节肿瘤的发生. Yanaihara 等对 104 个肺癌组织和非肺癌组织的 miRNA 表达谱进行分析, 发现肺癌中 43 个异常表达的 miRNA, 其中 28 个上调, 15 个下调. Ciafre 等对临床恶性胶质瘤样品(癌及癌旁组织)进行 miRNA 表达谱分析,结果显示, miR-221、miR-21 等 9 种 miRNAs 在恶性胶质瘤中的表达显著上调, 其中 miR-221 上调程度最高, miR-128、miR-181a、miR-181b 及 miR-181c 表达下调. 现已发现 miRNA、miRNA 簇 miR-15a 和 miR-16-1 位于慢性淋巴细胞白血病(CLL)频繁缺失的区域 13q14.3, 其在癌症样本中呈现显著下调, 而其靶基因且具有抗凋亡功能的 bcl-2 在癌症样本中显著上调, 最终促进癌症的生长. miR-17-92 基因簇是一个高度保守的基因簇, 包含 miR-17-5p、miR-17-3p、miR-18a、miR-19a、miR-20a、miR-19b-1 和 miR-92-1 等 7 个 miRNA, 由于它们能参与哺乳动物多个器官发育并与多种实体瘤的发生密切相关而受到广泛关注. O'Donneu 等使用反转录病毒介导 miR-17-92 基因簇过表达, 促进了原癌基因 c-Myc 诱导的淋巴瘤发生. 这些研究表明 miR-17-92 基因簇能作为致癌基因诱导肿瘤的发生. 然而, 最近的研究发现, miR-17-5p 和 miR-20a 在人乳腺肿瘤中低水平表达, 它们可能作为抑癌基因起作用. 因此, 要判断

miRNA 在癌症发生过程中的功能机制,除了考虑其表达改变外,还依赖于其调控的靶基因.

通常对于拥有同样样本的 miRNA 及 mRNA 双重表达谱,可以进行以下的 miRNA-mRNA 整合分析:①对原始数据进行标准化等预处理;②miRNA-miRNA 表达相关性分析:通过计算 miRNA 之间的皮尔森相关系数来识别功能相关的 miRNA,表达一致的 miRNA 可能属于同一个 miRNA 簇,并且共同发生转录;③miRNA-靶 mRNA 表达相关性:基于 miRNA 与靶 mRNA 的负调控关系,利用靶点预测算法,整合 miRNA-mRNA 表达谱,计算 miRNA-靶 mRNA 对的相关性;④筛选重要的 miRNA-靶 mRNA 对:通过设定相关显著性阈值,筛选出表达显著相关的 miRNA-mRNA 关系对,利用共表达构建网络;⑤miRNA 功能推导:利用成熟的 mRNA 的功能来推断 miRNA 的功能,对异常表达 miRNA 靶向的 mRNA 进行功能注释,从而得到异常 miRNA 在癌症过程中所参与的生物学过程.

6.3.2 基于 lncRNA 表达谱识别癌症相关 lncRNA

随着基因芯片技术的发展,在此平台上,通过设计不同的 lncRNA 探针,可以更加快速、高通量地筛选出疾病或特定生物学过程中差异表达的 lncRNA 和 mRNA 信息. lncRNA 的改变会导致其靶基因的表达改变或者通过异常调控某些重要的表观修饰蛋白进而诱导疾病的发生. 研究者利用基因芯片,针对 119 例口腔鳞癌患者的肿瘤组织和正常组织进行了 lncRNA 表达谱研究,发现了 3 个异常的 lncRNA 信号,进一步生存分析表明这 3 个异常的 lncRNA 信号可以作为食管鳞状细胞癌预后新的生物标志物. 另一研究采用 Arraystar lncRNA 芯片,比较 HCC 细胞株和良性人肝细胞的 lncRNA 表达水平,找到了在 HCC 细胞中表达显著下调的 lncRNA MEG3(the maternally expressed gene-3). 有研究已鉴定出许多 lncRNA 在肿瘤发生过程中的分子功能,如转移相关的肺癌转录子 1(MALAT-1)、前列腺癌相关的非编码 RNA1(PRNCR1)、前列腺癌基因表达标记物 1 (PCGEM1)、H19 以及胶质瘤发生的许多新型 lncRNA. MALAT-1 是一种转移肺癌相关的 lncRNA,它在非小细胞肺癌(NSCLC)的转移肿瘤中异常地高表达,研究发现它可以通过与 SR 蛋白质互作来调控可变剪切过程,当使用 RNAi 沉默 MALAT-1 以后,会使得肺癌细胞的迁移能力降低,MALAT-1 高表达的病人常常预后效果较差. 虽然研究人员发现了一些的癌症相关的 lncRNA,但是对 lncRNA 的靶基因仍旧知之甚少,是目前急需解决的问题之一.

综上所述,lncRNA 表达谱可作为特定癌症的表型标签,用于癌症的诊断和预后研究. 但是,癌症中的 lncRNA 表达变化是因还是果,需要对 lncRNA 功能进一步研究.

6.3.3　基于非编码 RNA 表达谱分类人类癌症

迄今,癌症的分子分型已经取得了巨大的进步. 非编码 RNA 表达数据蕴含着惊人的信息量, 能够有效地反映出组织起源和肿瘤分化状态, 并且非编码 RNA 可作为一种新的生物学分子标记用来判断癌症的发生、发展及预后.

基于 miRNA 表达谱研究,可以就肿瘤发育形成和分化程度对其进行分类. 较传统的基于 mRNA 表达研究的分类方法, 具有更高的精确度. 在包含多种人类癌症的系统性研究中, 几乎所有的 miRNA 都显示出不同的表达, 这使得将其用以鉴定不同发育起源的肿瘤成为可能. 这种人类癌症的分类方法, 通过测定相关的大约 200 条小数量 miRNA 的表达来完成,而如果通过 mRNA 基因表达方法的话, 即使使用几千个 mRNA 也不能得到同样结果. 另有研究显示, miRNA 的表达与特异的病理学特点如肿瘤期或增殖指数具有强相关性. 相比之下, 由于 mRNA 转录后修饰发生在从 DNA 转变成蛋白质的过程中, 其表达谱常常不能直接得出生物学或者具有临床意义的结果, 而 miRNA 能较为直接地反映基因功能水平.

lncRNA 也正在成为理解疾病发生发展的新型分子、疾病生物标志物和药物靶标的潜在分子. 目前主要通过 lncRNA 芯片或新一代测序等方法对 lncRNA 进行表达测定和进一步的疾病研究. 2012 年, 美国斯坦福大学医学院研究人员进行了首个大型的癌症 lncRNA 表达谱分析并发表在 *Genome Biology* 上. 他们对 64 个肿瘤样品进行高通量 RNA-seq 测序, 在各种肿瘤类型之间找出差异表达的 1065 个 lncRNA 并推测这些 lncRNA 可以成为生物标志物.

上述研究结果表明, lncRNA 表达数据蕴含着惊人的信息量, 能够有效地反映出组织起源和肿瘤分化状态. 同正常组织相比较, 大多数 lncRNA 在肿瘤样本中呈低表达状态. 而且, 同 mRNA 数据相比较, 利用 lncRNA 表达谱数据能够更有效地预测出低分化肿瘤样本的组织类型. 总之, lncRNA 表达谱数据为癌症的诊断提供了潜在的可能性.

6.3.4　疾病相关数据库

1. miR2Disease 数据库

miR2Disease 数据库(http://www.mir2disease.org/)是一个人工注释的数据库, 主要收录的是与人类疾病相关的 microRNA 信息,旨在为全世界的科研工作者提供一个全面的与疾病相关的 microRNA 数据资源平台. miR2Disease 数据库记录了 299 个人类 microRNAs 和 94 种人类疾病间的 1939 对精选关系. 约 1/7 的 microRNA-疾病关系代表了异常调控 microRNA 在人类疾病中的病理作用. miR2Disease 中的每个条目包含了 microRNA-疾病关系的详细信息,包括 microRNA

ID、疾病名字、microRNA-疾病关系的简要描述、microRNA 的表达模式、microRNA 表达的检测方法、实验验证的 microRNA 靶基因和参考文献. miR2Disease 提供了一个用户友好的界面以通过 microRNA ID、疾病名字或靶基因方便地检索每个条目. miR2Disease 数据库主页如图 6-22 所示.

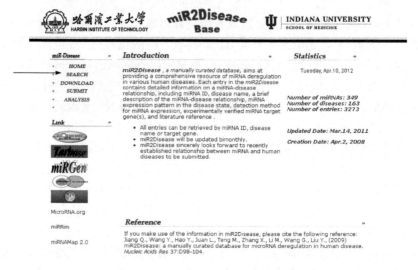

图 6-22　miR2Disease 数据库主页

miR2Disease 数据库提供了 3 种检索方式，如图 6-23 所示，可以通过检索 miRNA 的 ID 名、疾病名称或靶基因的名称.

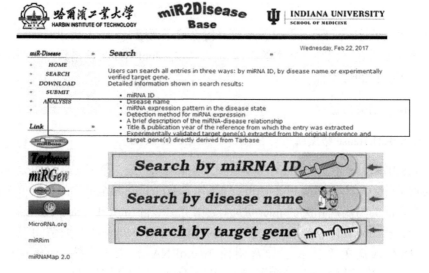

图 6-23　miR2Disease 检索界面

以搜索 miRNA-21 为例，检索页面及检索结果如图 6-24 和图 6-25 所示.

扫码看图

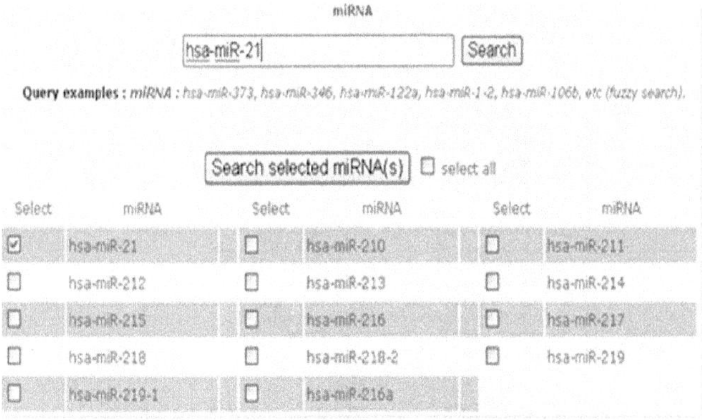

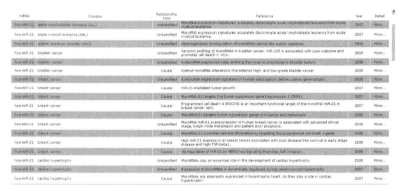

图 6-24　miRNA 21 检索相关疾病信息

miRNA	Disease	Relationship type	Reference	Year	Detail
hsa-miR-21	acute lymphoblastic leukemia (ALL)	Unspecified	MicroRNA expression signatures accurately discriminate acute lymphoblastic leukemia from acute myeloid leukemia.	2007	More...
hsa-miR-21	acute myeloid leukemia (AML)	Unspecified	MicroRNA expression signatures accurately discriminate acute lymphoblastic leukemia from acute myeloid leukemia.	2007	More...
hsa-miR-21	autism spectrum disordar (ASD)	Unspecified	Heterogeneous dysregulation of microRNAs across the autism spectrum.	2008	More...
hsa-miR-21	bladder cancer	Unspecified	Genomic profiling of microRNAs in bladder cancer: miR-129 is associated with poor outcome and promotes cell death in vitro.	2009	More...
hsa-miR-21	bladder cancer	Unspecified	A microRNA expression ratio defining the invasive phenotype in bladder tumors.	2008	More...
hsa-miR-21	bladder cancer	Causal	Distinct microRNA alterations characterize high- and low-grade bladder cancer	2009	More...
hsa-miR-21	breast cancer	Unspecified	A microRNA expression signature of human solid tumors defines cancer gene targets.	2006	More...
hsa-miR-21	breast cancer	Causal	miR-21-mediated tumor growth.	2007	More...
hsa-miR-21	breast cancer	Causal	MicroRNA-21 targets the tumor suppressor gene tropomyosin 1 (TPM1).	2007	More...
hsa-miR-21	breast cancer	Causal	Programmed cell death 4 (PDCD4) is an important functional target of the microRNA miR-21 in breast cancer cells.	2007	More...
hsa-miR-21	breast cancer	Causal	MicroRNA-21 targets tumor suppressor genes in invasion and metastasis.	2008	More...
hsa-miR-21	breast cancer	Unspecified	MicroRNA miR-21 overexpression in human breast cancer is associated with advanced clinical stage, lymph node metastasis and patient poor prognosis.	2008	More...
hsa-miR-21	breast cancer	Causal	MicroRNA-21 promotes cell transformation by targeting the programmed cell death 4 gene.	2008	More...
hsa-miR-21	breast cancer	Causal	High miR-21 expression in breast cancer associated with poor disease-free survival in early stage disease and high TGF-beta1.	2008	More...
hsa-miR-21	breast cancer	Causal	Up-regulation of miR-21 by HER2/neu Signaling Promotes Cell Invasion.	2009	More...
hsa-miR-21	cardiac hypertrophy	Unspecified	MicroRNAs play an essential role in the development of cardiac hypertrophy.	2008	More...
hsa-miR-21	cardiac hypertrophy	Unspecified	Expression of microRNAs is dynamically regulated during cardiomyocyte hypertrophy.	2007	More...
hsa-miR-21	cardiac hypertrophy	Causal	MicroRNAs are aberrantly expressed in hypertrophic heart: do they play a role in cardiac hypertrophy?	2007	More...

图 6-25　miRNA 21 检索相关疾病信息结果

miR2Disease 数据库可以在下载页面(图 6-26)下载实验证实的 miR-target 靶向关系，下载 miR2Disease 收录的 miRNA 和疾病列表,其中 miRNA 对靶基因的靶向信息是由 luciferase reporter experiments 证实的，如图 6-27 所示.

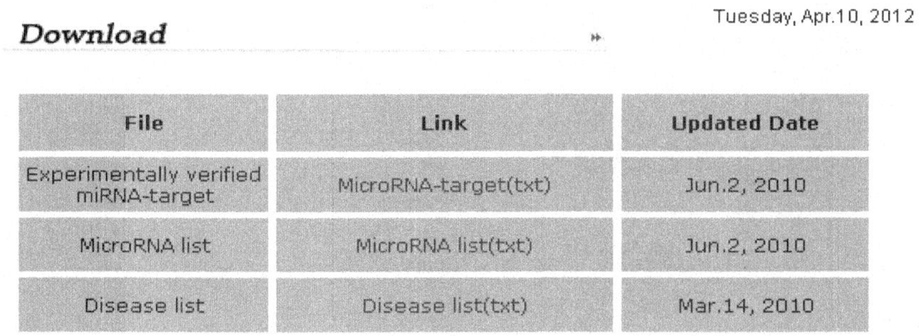

Download

Tuesday, Apr.10, 2012

File	Link	Updated Date
Experimentally verified miRNA-target	MicroRNA-target(txt)	Jun.2, 2010
MicroRNA list	MicroRNA list(txt)	Jun.2, 2010
Disease list	Disease list(txt)	Mar.14, 2010

图 6-26　miR2Disease 下载页面

The following miRNA-target pairs, validated by luciferase reporter experiments, were extracted manually from the corresponding reference. A few target genes not documented here may be available in 'TarBase' and 'miRecords' database system.

miRNA	Validated target	Pub Date	Reference
hsa-let-7a	KRAS	2008	A SNP in a let-7 microRNA complementary site in the KRAS 3' untranslated region increases non-small cell lung cancer risk.
hsa-let-7a	HMGA2	2008	Clinical significance of high mobility group A2 in human gastric cancer and its relationship to let-7 microRNA family.
hsa-let-7a	integrin beta(3)	2008	Integrin beta(3) expression is regulated by let-7a miRNA in malignant melanoma.
hsa-let-7a	caspase-3	2008	Let-7a microRNA suppresses therapeutics-induced cancer cell death by targeting caspase-3.
hsa-let-7a	PRDM1/Blimp-1	2008	MicroRNA-mediated down-regulation of PRDM1/Blimp-1 in Hodgkin/Reed-Sternberg cells: a potential pathogenetic lesion in Hodgkin lymphomas.
hsa-let-7a	HMGA2	2007	Disrupting the pairing between let-7 and Hmga2 enhances oncogenic transformation.
hsa-let-7a	IGF-II	2007	Hypermethylation of let-7a-3 in epithelial ovarian cancer is associated with low insulin-like growth factor-II expression and favorable prognosis.
hsa-let-7a	HMGA2	2007	Let-7 expression defines two differentiation stages of cancer.
hsa-let-7a	HMGA2	2007	let-7 regulates self renewal and tumorigenicity of breast cancer cells.
hsa-let-7a	RAS	2007	let-7 regulates self renewal and tumorigenicity of breast cancer cells.
hsa-let-7a	BCL2	2007	MicroRNA gene expression during retinoic acid-induced differentiation of human acute promyelocytic leukemia.
hsa-let-7a	RAS	2007	MicroRNA gene expression during retinoic acid-induced differentiation of human acute promyelocytic leukemia.
hsa-let-7a	MYC	2007	MicroRNA let-7a down-regulates MYC and reverts MYC-induced growth in Burkitt lymphoma cells.
hsa-let-7a	CDC25A	2007	The let-7 microRNA represses cell proliferation pathways in human cells.
hsa-let-7a	CDK6	2007	The let-7 microRNA represses cell proliferation pathways in human cells.
hsa-let-7a	NF2	2007	The MicroRNA let-7a modulates interleukin-6-dependent STAT-3 survival signaling in malignant human cholangiocytes.
hsa-let-7a	c-myc	2006	let-7 microRNA functions as a potential growth suppressor in human colon cancer cells.
hsa-let-7a	RAS	2006	let-7 microRNA functions as a potential growth suppressor in human colon cancer cells.
hsa-let-7a	RAS	2005	RAS is regulated by the let-7 microRNA family.
hsa-let-7a	NIRF	2009	Let-7a elevates p21(WAF1) levels by targeting of NIRF and suppresses the growth of A549 lung cancer cells
hsa-let-7b	Cdc34	2009	let-7 overexpression leads to an increased fraction of cells in G2/M, direct down-regulation of Cdc34 and stabilization of Weel kinase in primary fibroblasts.
hsa-let-7b	Dicer	2008	A search for conserved sequences in coding regions reveals that the let-7 microRNA targets Dicer within its coding sequence
hsa-let-7b	KRAS	2008	A SNP in a let-7 microRNA complementary site in the KRAS 3' untranslated region increases non-small cell lung cancer risk.
hsa-let-7b	CCND1	2008	MicroRNA let-7b targets important cell cycle molecules in malignant melanoma cells and interferes with anchorage-independent growth.
hsa-let-7b	CDC25A	2007	The let-7 microRNA represses cell proliferation pathways in human cells.

扫码看图

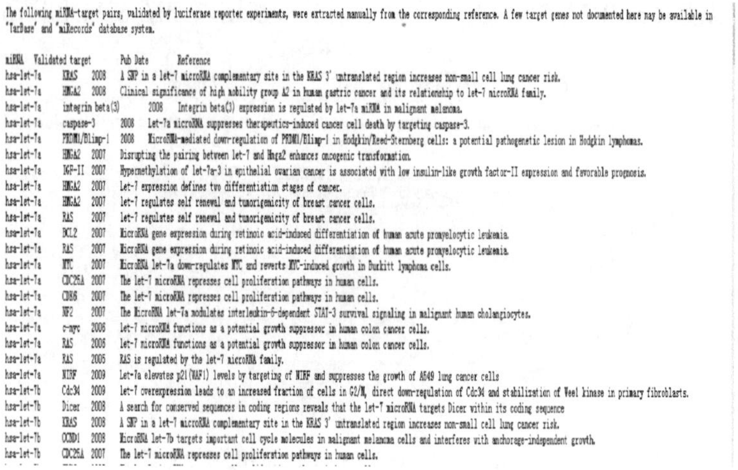

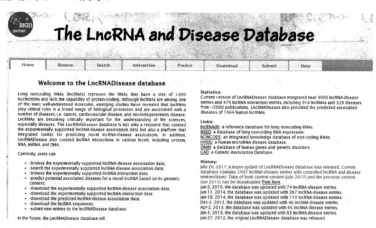

图 6-27　miR2Disease 收录的 miRNA 和靶基因的靶向信息

2. LncRNADisease 数据库

长链非编码 RNA 和疾病关联数据库 LncRNADisease (http://cmbi.bjmu.edu.cn/lncrnadisease)，收集并精选了约 480 个实验支持的 LncRNA-疾病关联条目. 目前该数据库已收录了 1000 多条记录，包括 200 余种疾病和 320 余个 LncRNA. 此外，该数据库还提供了各种方法预测好的 lncRNA 和疾病关联数据.LncRNADisease 数据库主页如图 6-28 所示.

图 6-28　LncRNADisease 数据库主页

第7章 生物分子网络

生物分子网络主要是指由生物分子或参与生命活动的其他分子及环境刺激等因素所组成，并包含各因素之间存在的相互作用关系的系统. 常见的生物分子网络包括蛋白质相互作用网络(protein-protein interaction network, PPIN)、基因转录调控网络(gene regulatory network, GRN)、代谢网络(metabolic network, MN)、细胞信号传导网络(cell signaling networks, CSN)等. 这些网络中往往包括一种或多种生物分子，由这些分子间存在各种复杂的相互关系连接为一个完整的系统. 研究这些生物分子网络，能够帮助我们从较为全面和系统的角度理解生命活动的机制和生物反应的完整过程. 针对生物分子网络的研究，是生物信息学和系统生物学的重要组成部分.

本章分为四节，第一节介绍生物分子网络的基本概念，第二节介绍生物分子网络拓扑属性的定义和应用，第三节介绍网络模块和聚类的有关问题，第四节介绍一些与生物分子网络相关的数据资源.

7.1 生物分子网络简介

为了能够方便地理解和分析这些复杂的生物关系，数学中图(graph)的理论和工具被引入到复杂生物分子网络的分析当中. 本章首先介绍图和基于图的一些理论，而后再介绍网络可视化的一些技术.

7.1.1 生物分子网络的基本概念

1. 顶点与边

在图论中，所谓图是指由顶点(vertex)集合 V，以及边(edge)集合 E 所组成的二元组 $G = (V, E)$. 其中边存在于顶点之间，一张图最重要的意义就是说明哪些顶点之间被边连接起来. 在应用中，顶点有时也被称为节点(node)或者点(point)，而边有时也被称为线(line).

在生物分子网络中，顶点通常指生物分子，如蛋白质、调控因子、被调控基因、代谢底物和产物、信使分子、药物、疾病及环境刺激等，而边则通常指蛋白质间的相互作用关系、调控关系、代谢反应、活化反应及关联关系等. 按照这样的原则，生物分子网络的复杂关系就可能被绘制成为一幅比较清晰的图，而进一步应用图论理论对生物分子网络进行分析也就变得顺理成章了.

2. 有向网络与无向网络

在网络中，边是可以有方向的. 例如，分子调控网络，调控关系发生在调控因子与被调控基因之间，而这种关系显然是有方向的，A 调控 B，与 B 调控 A 是完全不同的两种关系. 在绘制网络时，类似 A 调控 B 这种关系将被绘制成一条由 A 指向 B 的有向边，而由有向边连接起来的网络就被称为有向网络(directed network). 相应的，当顶点间的相互关系无方向，或者只关心这种关系是否存在而不关心方向时，由无向边连接起来的网络就是所谓的无向网络(undirected network)，如图 7-1 所示.

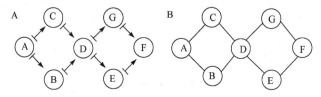

图 7-1　有向网络(A)与无向网络(B)

3. 顶点的邻居与连通性

一般说来，与顶点 v 直接被一条边连接的顶点，称为顶点 v 的邻居顶点(neighbor)，全体邻居称为邻居集(neighborhood). 可以用如下公式来表示邻居集：无向网络邻居集，

$$N_i = \{v_j \in V | e_{ij} \in E\}$$

有向网络邻居集，

$$N_i = \{v_j \in V | e_{ij} \in E \text{ or } e_{ji} \in E\}$$

按照这个定义我们可以看到，在图 7-1 中，无论是有向网络还是无向网络，顶点 D 的邻居集均为{B，C，E，G}. 邻居是直接与目标顶点相连接的顶点，与目标顶点之间存在着直接的联系，是我们研究目标顶点的重要参考，因此，很多网络分析方法都是从分析顶点邻居的性质入手来对目标顶点的功能和重要性进行分析.

我们还可以进一步扩展邻居的概念，即邻居的邻居可以称为一个二步邻居(two-step neighbor)，以此类推直到所有能够通过这种多步邻居关系连接起来的所有顶点，我们称之为一个联通分量(connected component)(图 7-2).

4. 路径与距离

在同一联通分量中，两个顶点可以通过有限个邻居顶点连接起来，我们称这一组顶点和它们之间的边所组成的子图为两个顶点间的路径(path)，而这两个顶点称为端点(end uvertices)，路径所通过的边数称为路径的长度(length). 如图 7-3 所示，两个端点 A 和 G 间的路径可能不止一条，如 p1:{A-C-D-G}或 p2:{A-B-D-E-F-G}就是其中的两条路径. 这两条路径的长度是不相同的，p1 中包括 3 条边，长度为 3；p2 中包括 5 条边，长度为 5.

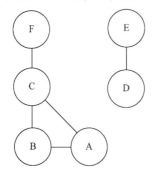

图 7-2　一个网络包含两个联通分量　　　　图 7-3　两个顶点间的不同路径

我们称长度最短的路径为最短路径，而称最短路径的长度为两个端点间的距离(distance). 在图 7-3 所示的网络中，顶点 A 与 G 的距离为 3.

5. 顶点与边的属性

在生物分子网络中，顶点代表着一种生物分子或与生命活动相关的环境、疾病等，而边则代表着顶点间存在的物理化学关系，或其他的关联关系. 如在蛋白质互作网络当中，顶点代表蛋白质，而边则是由不同实验系统测得的蛋白质互作关系. 在表达相关网络中，顶点是基因或其他转录本，而边则是在不同条件下转录本之间共同表达的相关性程度. 在疾病关系网络中，顶点是不同疾病，而边则表示疾病间存在共有的相关基因. 总之，生物分子网络中顶点和边具有具体的生物学含义，这需要我们在网络的分析中，尽可能保留较多信息，这不仅有利于对网络分析的结果解释，更可以在网络分析的过程当中借助这些信息对网络进行筛选、优化和重组. 有必要时还可以结合这些信息设计新的网络分析算法，更好地揭示生物分子网络所蕴含的生物学意义.

为此，可以引入顶点与边的属性概念. 顶点的属性包括顶点的注释信息，如名称、别名、功能、表达丰度、在网络中的拓扑属性等；而边的属性则包括边的类型、强度、证据文献、所连接顶点的距离等(图 7-4).

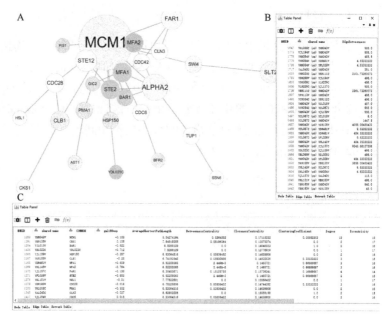

图 7-4　顶点与边的属性

A 图为一个蛋白质组网络的局部图；B 图为其中边的属性表；C 图为顶点的属性表

特别的，当网络中的边都附有表示长度或其他强度信息的数值属性时，如果这个属性可以用于表示被连接的顶点间的距离信息，就可以认为网络中的边被赋予了权重(weight)，而网络就被称为加权网络(weighted network). 在加权网络中，顶点间的距离可以被进一步定义为路径中权重的和而不仅仅是边的数目.

7.1.2　生物分子网络的可视化

1. 生物分子网络可视化软件

在本节使用一款开源的生物分子网络可视化分析软件 Cytoscape 来展示和说明生物分子网络(图 7-5). 该软件是基于 JAVA 语言开发，并按照 GNU LGPL2.1 协议开源共享的一款网络分析软件，其官方网址为 http://http://www.cytoscape.org，用户可以从其官网免费获得软件和使用手册. 在本节中如果没有特别说明，所有网络的图像均由该软件绘制.

2. 绘制网络

当我们在 Cytoscape 欢迎界面中选择空网络 "With Empty Network"，或在菜单 "File"-"new"-"Network" 选项卡中选择 "Empty Network"，就会打开一个空白的网络视图，在右侧的网络窗口 "Network Window" 中，用户可以通过鼠标

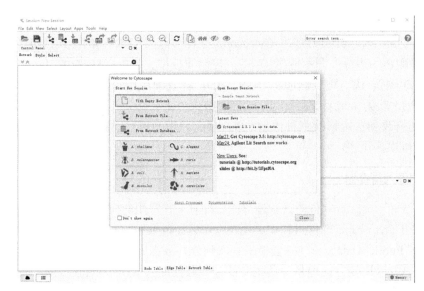

☞ 扫码看图

图 7-5　Cytoscape 软件界面

右击空白处调出控制菜单，选择"Add"-"Node"即可以在网络中添加一个顶点(图 7-6A)。而后再右击已经添加的顶点，即可以以该顶点为源点(source)构建一条边，再点击另一个称为靶点(target)的顶点，即在两个顶点间构建一条边(图 7-6B)。重复这两个步骤就可以绘制出所需的网络。在绘制网络的过程中，每个新建的顶点和边的信息都会出现在内桌面下方的表面板"Table Panel"中，可以通过修改其中的信息改变顶点的名称(图 7-6C)。

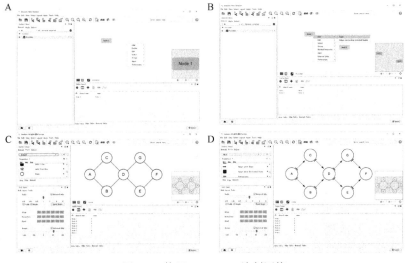

☞ 扫码看图

图 7-6　使用 Cytoscape 绘制网络

网络绘制完成后，用户可以选择界面左侧的控制面板"Control Panel"，选择样式"Style"选项卡，修改顶点(在 Cytoscape 中称节点"Node")的样式，包括顶点的形状、颜色、边缘、图示等(图 7-6C). 控制面板中，也可以修改边"Edge"的样式，如源点侧形状、靶点侧形状等(图 7-6D). 样式面版中每个样式的修改都有默认(default)，映射(map)和捷径(bypass)三种修改方式，分别用于对全部修改、按照映射规则修改和选定修改三种情形. 结合顶点和边的属性设置，用户可以绘制出非常复杂的网络图形.

3. 网络的导入与存储

当用户打开 Cytoscape 软件时，欢迎界面中即有一些常用的模式生物网络的在线链接. 在使用 Cytoscape 软件过程中，用户也可以通过菜单"File"-"Import"-"Network"-"Public Database"的选项来获取到公共数据库的下载对话框. 通过这一方式,用户可以比较方便地从一些主要的公共数据库获取所需的网络(图 7-7).

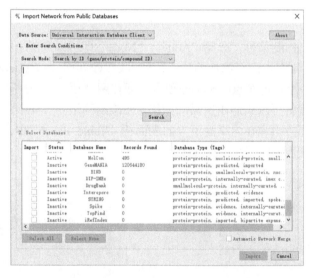

☞ 扫码看图

图 7-7　使用 Cytoscape 导入公共数据库

同时，用户也可以将自己已经获得的生物分子网络文件导入到 Cytoscape 当中，如果你的文件是按照关系表格的方式储存的，就可以通过菜单"File"-"Import"-"File"调出导入对话框，选择要导入的文件后进入导入引导对话框(图 7-8A)，通过选择"Advanced Options"，可以设定表格文件的字段分隔符、数据起始行、是否有字段名称行等信息(图 7-8B)，而后通过点击每个字段(列)，设定源点列、靶点列、边或顶点属性列等(图 7-8C). 在完成后点击"OK"就可以将文件导入(图 7-8D).

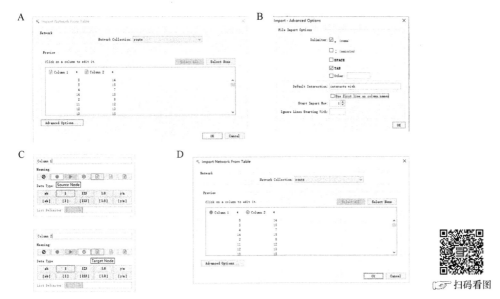

图 7-8   使用 Cytoscape 导入本地文件

Cytoscape 默认的输入和存储格式是 ".cys" 格式文件, 任何由 Cytoscape 建立的网络均可以通过菜单 "File"-"save" 选项存储到硬盘上, 同时, 存储在硬盘上的 ".cys" 格式的网络文件也都可以通过 "File"-"open" 选项在 Cytoscape 软件中打开. 除此之外, Cytoscape 还可以通过 "File"-"Export" 选项将网络或其他注释信息导出. 网络可以存储为 ".sif" ".xgmml" ".xml" 等不同格式. 同时也可以通过 "File"-"Export as Image" 选项将网络的视图(view)导出为常见的图片格式.

4. 可视布局和网络的基本编辑

当网络中的顶点和边的数目增加时, 需要引入布局(layout)机制来调整网络顶点的位置. 在 Cytoscape 中通过菜单 "Layout", 用户可以选择各种不同的布局方式来对网络视图进行重新绘制. 图 7-9 所示为同一个网络在四种不同的布局下的图像. 根据网络连接的不同情况和展示的不同目的, 可以选择不同的布局来绘制网络.

在网络窗口中, 用户可以用鼠标左键点击选中并拖拽顶点, 也可以点击空白处拖拽选择多个顶点, 被选中的顶点会以不同的颜色标记出来, 可以通过鼠标右击这些顶点, 对其形状进行修改, 也可以在相应的属性列表中查看和修改顶点和边的属性. 通过菜单 "Select" 选项, 用户还可以对所选的顶点或边做进一步操作, 如逆向选择其他顶点或边、隐藏或显示选择的顶点或边、选择选定顶点的邻居顶

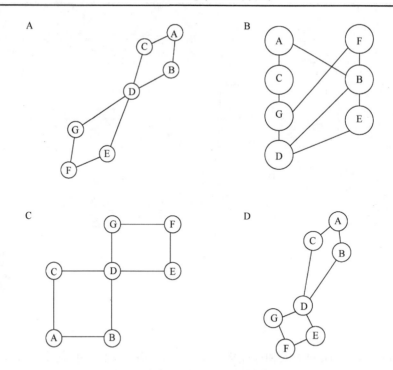

图 7-9　同一网络在不同布局的视图

A 图为 Organic 布局；B 图为 Grid 布局；C 图为 Orthogonal 布局；D 图为 Circle 布局

点等. 还可以通过添加嵌套网络(nested network)的方式将顶点设定为嵌套网络的顶点，从而构建更为复杂的网络模型. Cytoscape 中还有很多编辑和可视化选项，用户可以根据自己的需求进行选择.

7.2　生物分子网络拓扑属性分析

　　生物分子网络是复杂的生命过程的数学表示. 为了便于在由大量的顶点和边组成的网络中挖掘有价值的信息，人们定义了一些由网络的拓扑结构所决定的特征式，称为拓扑属性(topological property). 这些特征有些用于描述个别顶点在网络拓扑结构中的特征，有些用于描述边的特征，还有些用于对整个网络进行描述.

7.2.1　生物分子网络拓扑属性的定义

1. 连通度

　　连通度(degree centrality)也称为度中心性，用于描述与顶点(v)直接相连的边的条数(通常也可以定义为直接邻居的数目),常常记作 $k(v)$ 或者 k_v. 对于有向网络而言,又常常被区分为指向顶点 v 的边数和由顶点 v 发出的边数,分别称为入度(in degree)和出度(out degree). 连通度本身是非常重要的中心性属性,连通度较高的顶点通常被称为集中(hub)顶点,是在网络中处于中心位置,最可能具有重要实际意义的顶点,因而也是最被关注的一类顶点. 同时,观察整个网络所有顶点连通度的分布情况,是研究大型网络的重要手段,有关内容我们将在下文中详细讨论.

2. 聚类系数

聚类系数(clustering coefficient)是用于分析顶点邻居间联通水平的拓扑属性,一般定义为顶点邻居间实际存在的边数与理论存在的最大边数的比值,其中后者可以根据组合数计算法从顶点的连通度计算出来. 一般来讲,无向网络的聚类系数(CC)可以由以下公式计算:

$$CC(v) = \frac{\left| \{ e_{i,j} \mid v_i, v_j \in N_v, e_{i,j} \in E \} \right|}{\dfrac{k_v(k_v - 1)}{2}}$$

这个公式中使用的是集合符号,其中 $|\cdot|$ 表示集合中元素的数量,E 表示网络中边的集合,N_v 表示顶点 v 的邻居集合,通常情况下连通度 $k_v = |N_v|$. 需要注意的是,对于无向网络,$e_{i,j}$ 与 $e_{j,i}$ 是相同的,因此理论上存在边数的最大值由组合数 $\dbinom{k_v}{2} = \dfrac{k_v(k_v - 1)}{2}$ 计算出来. 而对于无向网络来说,聚类系数的计算方法为

$$CC(v) = \frac{\left| \{ e_{i,j} \mid v_i, v_j \in N_v, e_{i,j} \in E \} \right|}{k_v(k_v - 1)}$$

这里 $e_{i,j}$ 与 $e_{j,i}$ 是不同的,而理论上边数的最大值需由排列数 $k_v(k_v - 1)$ 计算. 可以看到,聚类系数的值分布在 0 到 1 之间,数值越大,意味着顶点 v 的邻居越倾向于彼此连接,聚类系数为 0,意味着顶点 v 的邻居互相毫无连接,而聚类系数为 1 则表示顶点 v 的邻居都连接在一起.

3. 介数中心性

介数中心性(betweenness centrality)简称介数,是又一种描述顶点在网络中中心程度的度量指标. 在联通的网络中,任意两个顶点间都存在一条或多条最短路径,而一个顶点 v 的介数即为所有这些最短路径中通过这个顶点或者边的数目或比例. 一般来说顶点 v 的介数可以由以下公式计算:

$$B(v) = \sum_{i \neq v \neq j} \frac{\delta_{i,v,j}}{\delta_{ij}}$$

这里 δ_{ij} 指顶点 i 与顶点 j 之间的最短路径数,而 $\delta_{i,v,j}$ 指顶点 i 与顶点 j 之间的最短路径中通过顶点 v 的数目. 为了使介数意义更为明确,通常会进行归一化处理,即除以顶点间的路径总数,在无向网络中这个数目为 $\frac{N(N-1)}{2}$,有向网络中这个数目为 $N(N-1)$,这里 N 表示网络中的顶点总数即 $N = |V|$.

4. 接近度中心性

接近度中心性(closeness centrality)简称接近度,一般定义为一个顶点到网络中其他所有顶点的平均距离之和的倒数,即

$$C(v) = \frac{N-1}{\sum_{x \in v} d(v,x)}$$

这里 N 表示网络中的顶点总数,而 $d(v,x)$ 表示顶点 v 与顶点 x 的距离. 可以看到,一个顶点如果与其他顶点的距离都比较近,接近度就会比较高. 反之,处于网络"边缘"的顶点到其他顶点的平均距离会相对较大,那么它的接近度就会比较低.

5. 平均距离和直径

平均距离(average distance)和直径(diameter)是两个用来描述整个网络的拓扑属性,平均距离是指网络中任意两顶点的距离的平均值,而直径则是指网络中任意两顶点距离的最大值. 这两个测度一般用于描述无向网络的"大小",它们可以由以下公式定义:

无向网络平均距离,

$$AD(G) = \frac{2}{N(N-1)} \sum_{x,y \in v} d(x,y)$$

无向网络直径,

$$D(G) = \max\{d(x,y) \mid x,y \in v\}$$

除了上述拓扑属性外,学者们还定义了很多其他的拓扑属性,用于挖掘不同的网络信息. 通过这些属性,人们发现了网络具有很多特别的性质,而生物分子网络等实际网络又具有特别的特点,这些性质和特点对我们揭示生物分子网络的内在机制,分析生物学意义有着重要的意义.

7.2.2　生物分子网络拓扑属性分布的特征

1. 小世界网络

小世界网络(small world network)是在社会学网络等实际网络的研究中，人们发现的网络的一个重要性质，简单地说，即相对于网络本身顶点的增加，网络顶点间的距离增加相对缓慢. 一般网络中，平均距离 AD 与顶点数目 N 的对数成正比，即 $AD \sim \log(N)$. 而在很多实际网络中，人们发现这种小世界性质比一般网络更加明显，平均距离与顶点数目的比较显示 $AD \sim \log[\log(N)]$，这种网络有时被称之为超级小世界网络(ultra-small world network). 这个性质在社会学中的成果就是所谓的六度空间理论，即任何陌生人之间通过不超过六个彼此认识的人就可以建立联系. 类似的，人们在蛋白质相互作用网络等生物分子网络中也发现了类似的超小世界性质.

2. 尺度自由网络

对生物分子网络的进一步研究显示，生物分子网络是一种 "尺度自由网络" (scale-free network). 这种网络的特点是其连通度分布服从幂率(power-law)分布，即 $P(k) \sim k^{-\gamma}$，这里 $P(k)$ 是指网络顶点中连通度等于 k 的顶点所占的比例，而 γ 是一个正数. 而随机网络中，连通度的分布往往是服从正态分布的. 这种分布上的差异意味着生物分子网络中连通度小的顶点比随机网络要多，而且连通度很大的顶点存在的可能性也超过了随机网络(随机网络中多数顶点的连通度在平均数附近). 这意味着，生物分子网络中存在一些重要的顶点，它们各自连接了不同生物分子，并将整个生物分子网络连接为整体.

3. 层次化网络

学者们观察了基于连通度的分布函数，发现在这一指标上，生物分子网络也不同于一般随机网络，其按照顶点连通度计算的平均聚类系数分布函数也呈现幂率分布趋势，即 $CC(k) \sim k^{-\beta}$，而一般随机网络甚至一般的尺度自由网络中，该函数都呈现为均匀分布. 这说明生物分子网络具有层次化的结构，也就是说，低连通度的几点倾向于彼此密集相互作用组成功能模块，而高连通度的顶点往往处于较高层级，将不同的模块关联起来. 学者们对这些现象的讨论还在不断深入当中，拓扑属性及其分布对这些研究的开展起到了重要的作用.

7.2.3　生物分子网络拓扑属性的计算

有很多工具可以用来计算生物分子网络的拓扑属性，如基于 MATLAB 的 MatlabBGL 工具包和基于 R 的 RBGL 工具包等都有比较完整的图分析计算功能，也包括大部分的拓扑属性计算方法. 结合 MATLAB 和 R 本身的计算功能，用户可以比较灵活地完成相关计算并进行更深入的分析. 使用 MatlabBGL 可以在 MATLAB 官网(http://www.mathworks.com)的社区中获得支持. 而 RBGL 本身是 R 的生物信息工具集 Bioconductor 的一部分，用户可以通过其官方网站(http://www.bioconductor.org/)获取软件和帮助. 由于这两个软件的使用需要一定的 MATLAB 或 R 基础，本章对其使用不做详细介绍，有兴趣的读者可以自行学习使用.

Cytoscape 软件也提供了基本的网络拓扑属性分析功能. 图 7-10 是对一个随机连接的网络计算拓扑属性的过程. 当我们将网络导入 Cytoscape 软件之后，可以通过选择菜单"Tools"-"NetworkAnalyzer"-"Network Analysis"-"Analyze Network"(图 7-10A)来对网络的基本拓扑属性进行分析. 在选定网络是有向网络还是无向网络后，Cytoscape 会自动计算网络中各顶点的主要拓扑属性(图 7-10B)，并将这些属性添加为网络中各顶点的顶点属性，如图 7-11 展示的每个顶点的拓扑属性列表. 结果面板中是一些计算结果显示，这个随机网络联通度分布主要集中在平均联通度附近，大致呈现正态分布趋势(图 7-10C)，而平均聚类系数分布函数则与联通度的大小基本无关，呈现平均分布形式(图 7-10D). 这与我们前面所讨论的真实生物分子网络模型非常不同. 这说明在真实网络中，存在着随机网络所不具备的模块化组织形式，分析这些特别的网络模块，对揭示生命活动的机制有着重要的意义.

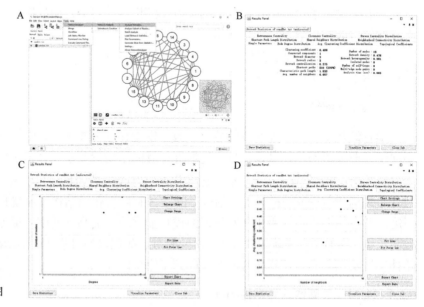

扫码看图

图 7-10　拓扑属性分析步骤
A 图为网络分析界面；B 图为结果面板界面；C 图为联通度分布界面；D 图为平均聚类系数分布界面

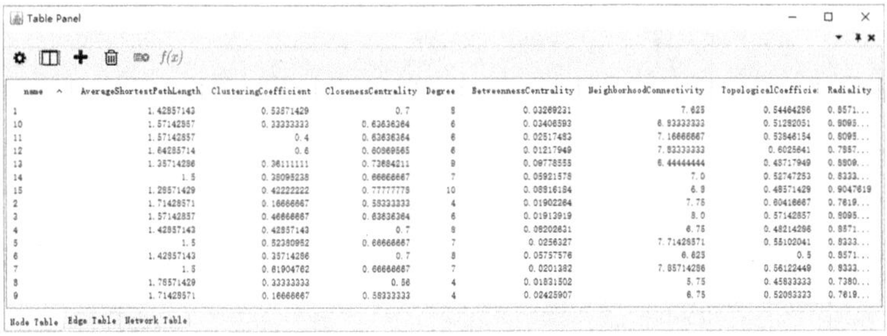

name	AverageShortestPathLength	ClusteringCoefficient	ClosenessCentrality	Degree	BetweennessCentrality	NeighborhoodConnectivity	TopologicalCoefficie	Radiality
1	1.42857143	0.53571429	0.7	8	0.03269231	7.625	0.54464286	0.8571...
10	1.57142857	0.33333333	0.63636364	6	0.03406593	6.83333333	0.51282051	0.8095...
11	1.57142857	0.4	0.63636364	6	0.02517483	7.16666667	0.53846154	0.8095...
12	1.64285714	0.6	0.60869565	6	0.01217949	7.83333333	0.6025641	0.7857...
13	1.35714286	0.36111111	0.73684211	9	0.09778555	6.44444444	0.48717949	0.8809...
14	1.5	0.38095238	0.66666667	7	0.05921578	7.0	0.52747253	0.8333...
15	1.28571429	0.42222222	0.77777778	10	0.08816184	6.9	0.48571429	0.9047619
2	1.71428571	0.16666667	0.58333333	4	0.01902264	7.75	0.60416667	0.7619...
3	1.57142857	0.46666667	0.63636364	6	0.01913919	8.0	0.57142857	0.8095...
4	1.42857143	0.42857143	0.7	8	0.08202631	6.75	0.48214286	0.8571...
5	1.5	0.52380952	0.66666667	7	0.0256327	7.71428571	0.55102041	0.8333...
6	1.42857143	0.35714286	0.7	8	0.05757576	6.625	0.5	0.8571...
7	1.5	0.61904762	0.66666667	7	0.0201382	7.85714286	0.56122449	0.8333...
8	1.78571429	0.33333333	0.56	4	0.01831502	5.75	0.45833333	0.7380...
9	1.71428571	0.16666667	0.58333333	4	0.02425907	6.75	0.52083333	0.7619...

扫码看图

图 7-11　拓扑属性表

7.3　生物分子网络模块和聚类

正如我们在第二节中所讨论的，网络中的顶点与边并不是随机出现的. 从整体上看，生物分子网络往往呈现出一种层次化的结构. 而从局部看，生物分子网络的部分顶点会结成较为密集，或有特殊连接模式的模块. 搜索并分析这些模块对研究生物分子网络运行机制，预测生物分子功能有着重要的意义.

7.3.1　生物分子网络模块的定义

1. 有向网络模序

在有向网络中，一定数目的顶点会组成形式不同的拓扑结构. 而所谓的模序(motif)是指在真实网络中，非随机频繁出现的某种拓扑结构. 在模序搜索的工作中，通常先定义好潜在的模序组，然后在真实网络中搜索这些潜在模序，并分析其出现频率的显著性. 图 7-12 展示的是 MFinder 软件(见 7.3.2 节)中定义的潜在三顶点模序列表.

在有向网络中最重要的一种三顶点网络模序是前馈环(feed-forward-loop)，其形式如图 7-12 中的第 38 号模序. 其特点是一个源顶点不仅直接作用于靶顶点，还通过其他顶点间接作用于靶顶点. 这种结构可能在信号传递方面更加稳定，在基因调控网络等有向生物分子网络中是最常出现的模序之一.

除了三元模序，还有其他特别的模序，如一元的自调控环、多元的多调控因子调控单基因模序和与之相对应的单调控因子调控多基因模序等，都是在模序搜索工作中常见的特殊模序.

2. 无向网络模序

在无向网络中，最常见的模序形式是全连接模块(clique)，即一组任意两顶点都存在互作的顶点集合组成的集团. 图 7-13 所展示的是一个六顶点全连接模块

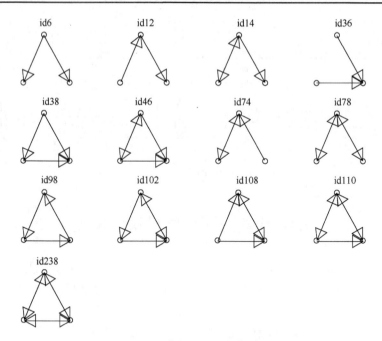

图 7-12　潜在三顶点模序列表

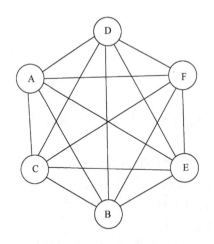

图 7-13　六顶点全连接模块

(6-clique)，六个顶点中两两相连，组成了一个高度连接的功能集团．

全连接模块常出现在蛋白复合物等具有高度功能一致性的生物分子集团中．其搜索和分析算法有着非常悠久的历史，是网络模块搜索中的经典问题之一．

7.3.2　网络模块的搜索工具

1. CFinder 软件

CFinder 软件主要是一款全连接模块搜索软件．它能够利用全连接模块覆盖顶点的交集将多个全连接模块连接为称为"社区"(community)的更大的功能模块，从而促进了全连接模块搜索的应用范围．其官方网站为 http://cfinder.org/.

图 7-14 展示了一个蛋白质互作网络中的子网，这个子网由两个包含共同顶点的八顶点全连接子集组成，称为一个社区．搜索这样的社区可以帮助我们找到复杂网络中的功能集团，并对其中未知的顶点的功能做出合理的推测．

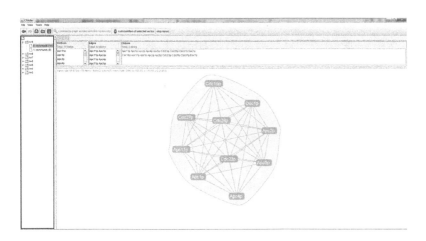

☞ 扫码看图

图 7-14 CFinder 中由八顶点全连接子集组成的社区

2. mfinder 软件和 Mavisto 软件

mfinder 软件(https://www.weizmann.ac.il/mcb/UriAlon/download/network-motif-software)是一款基于命令行的有向网络模序搜索工具. 其结果可以通过 mavisto 软件(http://mavisto.ipk-gatersleben.de/)来进行可视化处理和进一步分析.

mfinder 软件可以在用户提供的有向网络中搜索事先定义的模序,并通过构建随机网络并在其中搜索对应模序,为每个搜索到的模序构建背景分布,并返回在实际网络中搜索到的模序数量相比于随机网络中搜索结果的 Z-score 得分,以及相应的显著性水平,从而获取有统计学意义的频繁出现的模序(图 7-15).

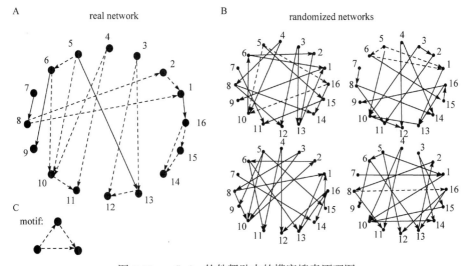

图 7-15 mfinder 软件帮助中的模序搜索原理图

7.4　常见生物分子网络和相关数据库

7.4.1　蛋白质互作网络

蛋白质互作网络是以蛋白质作为顶点，蛋白质间的相互作用关系作为边的生物分子网络.

蛋白质间的相互作用关系一般可以分为物理互作(physical interaction)和遗传互作(genetic interaction). 前者是通过免疫共沉淀实验、酵母双杂交实验、串联亲和纯化反应等常规或高通量生物学实验检测出来的，存在于蛋白质之间的相互作用关系. 而后者则是生物学试验中检测出的，在不同蛋白质及其编码基因之间存在的，在表达丰度上彼此影响、敲除实验中联合致死等非直接接触的相互作用.

1. BioGRID 数据库

BioGRID 数据库(https://thebiogrid.org/)是目前比较全面和可靠的互作数据资源库. 其通过文献检索,获取了包含多个物种的蛋白质物理和遗传互作信息. 截止本书成稿时，BioGRID 数据库已经发布到了 3.4.152 版本，包括数以百万计的互作信息. 这些信息的每条记录中都包含其证据代码，在 BioGRID 数据库的帮助系统中有完整的证据代码和相应的实验方法介绍，其网址为 https://wiki.thebiogrid.org/doku.php/experimental_systems(图 7-16).

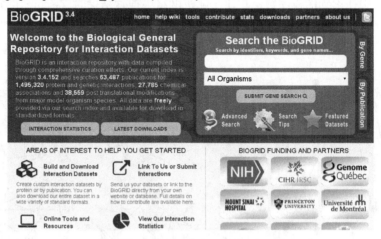

图 7-16　BioGRID 数据库官网界面

BioGRID 数据库的数据可以通过多种方式免费获取. 数据库包括一个检索系统，可以通过关键字在数据库中检索所需的蛋白质互作信息，也可以通过下载页面下载完整的互作数据. 其数据通过多种数据格式存储,主要为以支持 XML 规范的 psi 文件和多种支持关系数据库的以 tab 为分隔符的文本文件、同的文件格式在共同的基本信息基础上包括不同的额外注释信息, 用户可以根据自己的需要选择合适的文件进行下载. 用户可以直接下载完整 BioGRID 数据库, 也可以选择 BioGRID 数据库官方, 根据物种、实验系统、多重验证标准等信息分类存储的数据文件进行下载. 下面我们以按物种分类的 tab2 格式数据的下载过程为例, 来介绍数据的下载和解析过程.

首先, 可以通过点击主页顶端菜单的 "downloads" 选项, 在新打开的下载界面中点击 "Current Release" 打开当前版本数据的下载目录(图 7-17), 其中 "BIOGRID-ORGANISM-#.#.###.tab2.zip" 就是我们想要下载的数据资源. 其中 "#.#.###" 是数据的版本号, 在本例中该编号为 3.4.152.

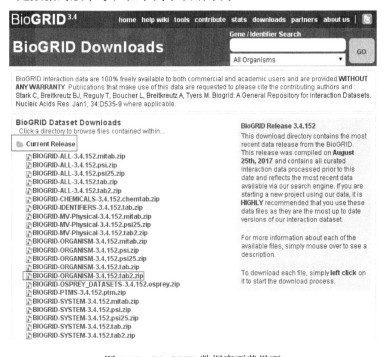

图 7-17　BioGRID 数据库下载界面

直接点击资源, 浏览器就会打开下载链接, 由于数据本身比较小, 并不需要其他额外的下载工具就可以将所需的数据文件下载到本地存储. 经过解压缩后, 可以看到互作数据被存储在多个扩展名为 ".txt" 的文本文件当中, 每个文件的命名中都包括物种的数据库名、分类方式、本文件类别、版本号和数据格式, 在本例中, 这些信息分别是 "BIOGRID" "ORGANISM"、物种名、"3.4.152" 和 "tab2".

　　tab2 格式的文本文档中,第一行以#开头,以 tab 键分隔的不同字段是正文数据各对应字段的名称,其他各行每行代表一条互作信息以及这条互作的各种注释信息,包括参与互作分子的名称、别名、证明互作的文献、实验系统等. 这种格式的数据可以比较容易地在文本处理软件(记事本、Notepad++、UltraEdit 等),或者 Excel 等表格分析软件当中打开,同时这种文档也可以很方便地被导入关系数据库当中.

2. 其他常用蛋白质互作网络数据库

　　蛋白质互作网络是研究得最为广泛深入的生物分子网络,目前很多公共数据库提供此类数据. 表 7-1 中列举了比较常用的蛋白质互作数据库,其中部分数据库是直接从文献中获取互作信息,部分在文献验证的基础上增加了计算方法预测的互作信息,还有部分数据库是在基础数据库的基础上综合形成的二级数据库. 有些数据库包括所有常见物种的互作数据,有些数据库只针对部分物种,还有些数据库对数据进行了进一步分类,便于使用者根据具体情况选用.

表 7-1　常用蛋白质互作数据库

数据库名称	数据类型	官方网站	说明
BioGRID	多物种蛋白质互作数据	https://thebiogrid.org/	
DIP	多物种蛋白质互作数据	http://dip.doe-mbi.ucla.edu/	基于文献,将最可靠的数据定义为核心(core)数据
IntAct	生物大分子互作数据	http://www.ebi.ac.uk/intact/	基于文献,根据疾病等信息筛选建立了一些子库
MINT	蛋白质互作数据	http://mint.bio.uniroma2.it/	基于文献,与 IntAct 数据库使用相同的数据架构
STRING	已知和预测的蛋白质互作数据	https://string-db.org/	包含多种计算方法预测的相互作用
CCSB 互作组数据库	四个主要模式物种(酵母、线虫、人类和阿拉伯芥)的互作组数据	http://interactome.dfci.harvard.edu/	基于癌症系统生物学中心(CCSB)的互作组工程
IID	真核生物蛋白质互作数据	http://iid.ophid.utoronto.ca/SearchPPIs/protein/	提供组织特异的互作数据
iRefIndex	蛋白质互作数据	http://irefindex.org/	整合了多个初级互作数据库的数据
InnateDB	互作和信号传导通路数据	http://innatedb.com/	特别针对先天性免疫反应相关的数据
BIND	生物大分子互作数据	http://bind.ca	生物分子互作网络数据库,早期重要的数据库

数据库名称	数据类型	官方网站	说明
HPRD	人类蛋白质相关的蛋白质组信息	http://www.hprd.org/	人类蛋白质组数据，早期重要的数据库
MPPI	哺乳动物互作数据库	http://mips.helmholtz-muenchen.de/proj/ppi/	基于 MIPS 的互作数据库，类似还有 CYGD 数据库
APID	多物种蛋白质互作组信息	http://cicblade.dep.usal.es:8080/APID/	收集多个初级数据互作数据库信息

7.4.2　基因转录调控网络

基因转录调控网络是生物分子网络中最重要的有向网络之一. 在转录过程中，部分转录因子的编码基因也受到其他转录因子的调控，通过转录因子和受调控基因之间的调控关系，将参与转录调控的基因构造成完整的网络就是基因转录调控网络.

基因转录调控网络与生物的发育、应激反应等重要生命过程紧密相关，对转录调控的研究一直是分子生物学研究的重点内容之一. 相比于蛋白质互作网络，基因调控网络的数据量相对较小，但近年来，随着染色质免疫共沉淀技术(Chromatin immunoprecipitation, ChIP)、基因芯片(gene chip)及测序技术(sequencing)的发展，ChIP-chip 和 ChIP-seq 技术被开发出来，高通量地检测基因调控信息成为可能.

基因调控网络数据库

表 7-2 中列举了一些常用的基因调控数据库，读者可以根据自己的需求选择相关的数据资源.

表 7-2　常用基因调控数据库

数据库名称	数据类型	官方网站	说明
TRANSFAC	真核生物转录因子数据	http://gene-regulation.com/	公开版只到 2005 年，新数据需付费
RegulonDB	大肠杆菌转录因子	http://regulondb.ccg.unam.mx/	专注于 *Escherichia coli* K-12 转录数据
PlantTFDB	植物转录因子	http://plantregmap.cbi.pku.edu.cn/	北京大学生物信息学中心开发维护
JASPAR	真核生物转录因子结合位点	http://jaspar.genereg.net/	开放，无冗余，高质量
RegTransBase	原核生物转因子与结合位点	http://regtransbase.lbl.gov/	原核生物转录数据库

续表

数据库名称	数据类型	官方网站	说明
HOCOMOCO	转录因子结合模型数据	http://hocomoco11.autosome.ru/	以位置权重矩阵(PWMs)方式提供模型
miRBase	miRNA 序列和注释数据	http://www.mirbase.org/	经典的 miRNA 数据库

7.4.3　细胞内代谢与信号传导网络

以京都基因与基因组百科全书(KEGG)为代表的细胞通路(pathway)数据库,为学者研究细胞内代谢通路(metabolic pathway)和信号传导通路(signal transduction pathway)提供了直观而强大的工具. 图 7-18 显示的是 KEGG 数据库中的三羧酸循环通路图,参与代谢的酶与代谢物组成了有向的网络. 在实际应用中代谢网络还可以简化为参与代谢的底物产物分子之间的网络, 或仅在参与通路的酶之间的网络.

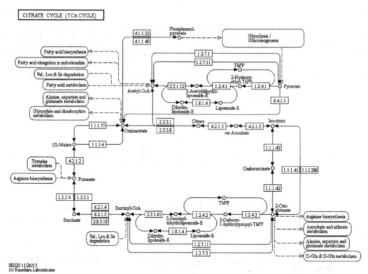

图 7-18　KEGG 数据库中 TCA 循环网络图

近年来, 由于资金支持和机构政策的变化, KEGG 由数据共享转向了收费服务, 这在一定程度上减弱了它的影响力, 但直到目前它仍然是最重要的通路信息数据库. 除此之外, 研究者们开发了一系列的通路数据库, 表 7-3 提供了一些常用的生物通路数据库信息.

表 7-3　常用生物通路数据库

数据库名称	数据类型	官方网站	说明
KEGG	基因与基因组数据	http://www.genome.jp/kegg/	最全面的通路数据库
PathVisio	生物通路数据	http://www.pathvisio.org/	开放的通路可视化编辑软件
WikiPathways	生物通路数据	http://www.wikipathways.org/	基于维基方式维护的数据库
GeneNetwork	系统遗传学数据	http://www.genenetwork.org/	包含调控信息到疾病信息
BioCyc	通路/基因组数据	https://biocyc.org/	包含分析工具，需要订阅
Rhea	生物化学反应数据	http://www.rhea-db.org/	为代谢网络构建和通路推测提供支持

7.4.4　人类疾病网络与药物靶点网络

基于网络生物学的思想，近年来一些研究人员通过已经获得注释的疾病相关基因等信息，根据不同疾病或表型间共享的如致病基因、SNP、通路或差异表达基因等成分，构建起了人类疾病相关网络(human disease network)(图 7-19A). 有研究显示，网络模块有重叠的疾病表现出显著的共表达模式、症状的相似性和共病现象(图 7-19B)，而疾病网络中分离开的疾病在临床上区别也很大.

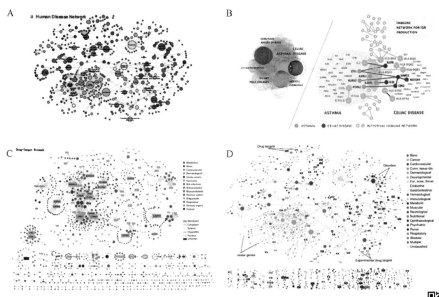

图 7-19　文献中的疾病网络和药物靶点网络
A 人类疾病网络；B 疾病空间和疾病关联基因网络交集；C 药物靶点网络；
D 疾病-基因网络

扫码看图

根据已经得到验证的药物-靶点基因信息，结合蛋白质互作信息和疾病相关基因信息，研究人员建立起了药物靶点网络(drug-target network)(图 7-19C). 类似的，还可以通过共享靶点建立药物相关网络或根据共享药物建立靶点蛋白网络. 基于这些网络，人们发现药物靶点和疾病相关基因之间存在着显著的相似性(图 7-19D). 通过药物靶点网络的药物共享信息，有研究者开发了针对新的药物靶点的设计方法.

参 考 文 献

曹文君, 李运明, 陈长生, 2008. 基因表达谱富集分析方法研究进展[J]. 生物技术通讯, 19(6): 931-934.

陈铭. 2017. 生物信息学[M]. 北京: 科学出版社.

方积乾. 2007. 生物医学研究的统计方法[M]. 北京: 高等教育出版社.

郭葆玉. 2017. 药物蛋白质组学[M]. 北京: 人民卫生出版社.

哈马驰. 2008. 药物研究中的蛋白质组学[M]. 北京: 科学出版社.

何华勤. 2017. 简明蛋白质组学[M]. 北京: 中国林业出版社.

贾晓东, 陈秀杰, 吴欣, 等. 2013. 基于基因表达变异性的通路富集方法研究[J]. 生物化学与生物物理进展, 40(12): 1256-1264.

李霞. 2010. 生物信息学[M]. 北京: 人民卫生出版社.

李霞, 雷健波. 2015. 生物信息学[M]. 第2版. 北京: 人民卫生出版社.

邱宗荫. 2008. 临床蛋白质组学[M]. 北京: 科学出版社.

陶士珩. 2017. 生物信息学[M]. 北京: 科学出版社.

王建. 2017. 蛋白质相互作用数据库[J]. 中国生物化学与分子生物学报, 33(8): 760-767.

王潇, 尹天舒, 李柏逸. 等, 2016. 基因功能富集分析的研究进展[J]. 中国科学: 生命科学, 46(4): 363-373.

谢秀枝, 王欣. 2011. iTRAQ技术及其在蛋白质组学中的应用[J]. 中国生物化学与分子生物学报, 27(7): 616-621.

尹稳, 伏旭, 李平. 2014. 蛋白质组学的应用研究进展[J].生物技术通报, (1): 32-38.

Barabási A L, Oltvai Z N. 2004. Network biology: understanding the cell's functional organization[J]. Nature Reviews Genetics, 5(2): 101.

Chatr-Aryamontri A, Oughtred R, Boucher L, et al. 2017. The BioGRID interaction database: 2017 update[J]. Nucleic Acids Res, 45(D1): D369-D379.

Goh K I, Cusick M E, Valle D, et al. 2007. The human disease network[J]. Proceedings of the National Academy of Sciences of the United States of America, 104(21): 8685.

Huang D W, Sherman B T, Lempicki R A. 2009. Systematic and integrative analysis of large gene lists using DAVID bioinformatics resources[J]. Nature Protocols, 4(1): 44-57.

Li C, Zhang G, Li X, et al. 2008. A systematic method for mapping multiple loci: an application to construct a genetic network for rheumatoid arthritis[J]. Gene, 408(1): 104-111.

Li J, Chen Z, Tian L, et al. 2014. LncRNA profile study reveals a three-lncRNA signature associated with the survival of patients with oesophageal squamous cell carcinoma[J]. Gut, 63(11): 1700-1710.

Menche J, Sharma A, Kitsak M, et al. 2011. Uncovering disease-disease relationships through the incomplete interactome[J]. Science, 347(6224): 1257601.

Shannon P, Markiel A, Ozier O, et al. 2003. Cytoscape: a software environment for integrated models of biomolecular interaction networks[J]. Genome Research, 13(11): 2498-2504.

Winham S J, Motsinger-Reif A A. 2011. An R package implementation of multifactor dimensionality reduction[J]. Bio Data Mining, 4: 24.

Yildirim M A, Goh K I, Cusick M E, et al. 2007. Drug-target network[J]. Nature Biotechnology, 25(10): 1119.

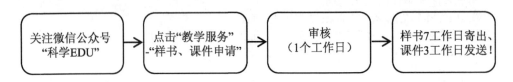

教师教学服务指南

为了更好服务于广大教师的教学工作，科学出版社打造了"科学 EDU"教学服务公众号，教师可通过扫描下方二维码，享受样书、**课件**、**会议信息**等服务.

样书、电子课件仅为任课教师获得，并保证只能用于教学，不得复制传播用于商业用途. 否则，科学出版社保留诉诸法律的权利.

```
┌─────────────┐     ┌─────────────┐     ┌─────────┐     ┌─────────────┐
│ 关注微信公众号 │ →  │ 点击"教学服务" │ →  │   审核   │ →  │ 样书7工作日寄出、│
│  "科学EDU"   │     │ "样书、课件申请"│     │（1个工作日）│     │ 课件3工作日发送！│
└─────────────┘     └─────────────┘     └─────────┘     └─────────────┘
```

科学EDU

关注科学EDU，获取教学样书、课件资源

面向高校教师，提供优质教学、会议信息

分享行业动态，关注最新教育、科研资讯

学生学习服务指南

为了更好服务于广大学生的学习，科学出版社打造了"学子参考"公众号，学生可通过扫描下方二维码，了解海量经典教材、教辅、考研信息，轻松面对考试.

学子参考

面向高校学子，提供优秀教材、教辅信息

分享热点资讯，解读专业前景、学科现状

为大家提供海量学习指导，轻松面对考试

教师咨询：010-64033787　QQ：2405112526　yuyuanchun@mail.sciencep.com

学生咨询：010-64014701　QQ：2862000482　zhangjianpeng@mail.sciencep.com